Akusherlik va Ginekologiyada Onkologik Muammolar

(O‘QUV QO‘LLANMA)

I. M. Allanazarov,

U. T. Raxmonova

Akusherlik va Ginekologiyada Onkologik Muammolar

By: I. M. Allanazarov, U. T. Raxmonova

Edition: January '2026

Publisher:

Taemeer Publications LLC (Michigan, USA / Hyderabad, India)

ISBN 978-93-6908-253-7

9 789369 082537

Book	:	**Akusherlik va Ginekologiyada Onkologik Muammolar**
Editor	:	I. M. Allanazarov, U. T. Raxmonova
Publisher	:	Taemeer Publications
Year	:	'2026
Pages	:	80
Title Design	:	*Taemeer Web Design*

AKUSHERLIK VA GINEKOLOGIYADA ONKOLOGIK MUAMMOLAR
O'QUV QO'LLANMA

Mualliflar:

Allanazarov I.M - Toshkent davlat tibbiyot universitetining patologik anatomiya kafedrasi dotsenti, t.f.n

Rahmonova U. T . -Toshkent Davlat Tibbiyot Unversiteti 6-bosqich talabasi

Taqrizchilar:

Ismoilova M.X. – TDTU radiologiya kafedrasi mudiri, dotsent, tibbiyot fanlar nomzodi

Najmutdinova D.K - TDTU oilaviy amaliyotda akusherlik va ginekologiya kafedrasi mudiri. Professor

KIRISH

Akusherlik va ginekologiyada onkologik muammolar zamonaviy tibbiyotning eng murakkab va dolzarb yo'nalishlaridan biri hisoblanadi. Ayollar reproduktiv tizimi bilan bog'liq onkologik kasalliklar nafaqat bemorlarning hayoti va sog'lig'iga, balki ularning reproduktiv imkoniyatlariga, homiladorlik kechishiga va sog'lom avlod tug'ilishiga bevosita ta'sir ko'rsatadi. Jahon sog'liqni saqlash tashkiloti ma'lumotlariga ko'ra, ginekologik saraton turlari ayollar orasida uchraydigan onkologik kasalliklarning muhim qismini tashkil etadi va ularning aksariyati kech bosqichlarda aniqlanadi. Bu holat kasallikni davolash samaradorligini pasaytirib, o'lim ko'rsatkichlarining yuqori bo'lishiga olib keladi.

Ginekologik onkologiya doirasiga bachadon bo'yni, bachadon tanasi, tuxumdon, qin va vulva saratonlari kiradi. Ular orasida bachadon bo'yni saratoni dunyo miqyosida eng ko'p uchraydigan va ijtimoiy ahamiyatga ega kasalliklardan biri hisoblanadi. Ilmiy tadqiqotlar ushbu kasallikning rivojlanishida inson papilloma virusi asosiy etiologik omil ekanini isbotlagan. Shu bilan birga, tuxumdon saratoni yashirin kechishi va klinik belgilarining kech namoyon bo'lishi sababli "sokin qotil" sifatida e'tirof etiladi. Bachadon tanasi saratoni esa ko‘pincha gormonal buzilishlar, semizlik va metabolik sindrom bilan chambarchas bog‘liq bo‘lib, menopauza davridagi ayollarda ko‘proq uchraydi.

Akusherlik amaliyotida onkologik kasalliklarning o‘rni alohida e’tiborga loyiqdir. Homiladorlik davrida aniqlanadigan saraton holatlari kam uchrasa-da, ular murakkab klinik va axloqiy muammolarni keltirib chiqaradi. Statistik ma’lumotlarga ko‘ra, har ming homiladorlikdan taxminan bittasida onkologik kasallik aniqlanadi. Eng ko‘p uchraydiganlari bachadon bo‘yni saratoni, ko‘krak bezi saratoni va limfomalar hisoblanadi. Bunday vaziyatlarda ona hayotini saqlab qolish bilan birga homilaning rivojlanishini ta’minlash muhim vazifa bo‘lib, davolash taktikasini tanlashda gestatsiya muddati, o‘smalarning bosqichi va biologik xususiyatlari inobatga olinadi.

So‘nggi yillarda diagnostika va davolash sohasida erishilgan yutuqlar akusherlik va ginekologiyada onkologik muammolarni samarali hal etish imkonini kengaytirdi. Ultrasonografiya, magnit-rezonans tomografiya, kompyuter tomografiyasi va molekulyar-genetik tekshiruvlar kasallikni erta bosqichda aniqlashga xizmat qilmoqda. Sitologik skrining, xususan, PAP-test va HPV-testlash bachadon bo‘yni saratonining oldini olishda muhim ahamiyat kasb etadi. Jarrohlik, kimyoterapiya va nur terapiyasining zamonaviy kombinatsiyalari bemorlarning yashash davomiyligini sezilarli darajada oshirdi.

Shu bilan birga, onkologik kasalliklarning oldini olish masalasi alohida dolzarb bo'lib qolmoqda. Profilaktik tadbirlar, sog'lom turmush tarzini shakllantirish, reproduktiv salomatlikni muhofaza qilish va aholi o'rtasida tibbiy bilimlarni oshirish ginekologik saratonlar xavfini kamaytiradi. Ayniqsa, yosh qizlar va ayollar orasida HPVga qarshi emlash dasturlarini joriy etish bachadon bo'yni saratonini sezilarli kamaytirishi ilmiy jihatdan isbotlangan.

Akusherlik va ginekologiyada onkologik muammolarni o'rganish nafaqat klinik bilimlarni, balki patomorfologik, epidemiologik va ijtimoiy jihatlarni ham qamrab oladi. O'smalarning morfologik tuzilishini bilish davolash strategiyasini to'g'ri tanlashda muhim ahamiyatga ega, chunki har bir histologik tur o'ziga xos klinik kechish va prognozga ega. Shuningdek, onkologik kasalliklar bilan kasallangan ayollarda psixologik holat, reproduktiv rejalarning buzilishi va oilaviy muammolar ham ko'p uchraydi.

Zamonaviy tibbiyot oldida turgan asosiy vazifalardan biri onkologik kasalliklarni erta aniqlash, individual yondashuv asosida davolash va bemorlarning hayot sifatini yaxshilashdan iborat. Akusher-ginekolog shifokorlarining onkologik hushyorligi, klinik belgilarni to'g'ri baholashi va o'z vaqtida mutaxassisga yo'naltirishi hal qiluvchi ahamiyat kasb etadi. Shu bois, akusherlik va ginekologiyada onkologik muammolarni chuqur o'rganish, ilmiy asoslangan yondashuvlarni amaliyotga tatbiq etish va tibbiy ta'lim jarayonida ushbu yo'nalishga alohida e'tibor qaratish bugungi kunning muhim talablaridan biridir.

Onkologik kasalliklarning rivojlanishida irsiy moyillik ham muhim rol o'ynaydi. BRCA1 va BRCA2 genlaridagi mutatsiyalar tuxumdon va ko'krak bezi saratoni xavfini bir necha barobarga oshirishi aniqlangan. Shu sababli yuqori xavf guruhiga kiruvchi ayollarda genetik maslahat va muntazam skrining o'tkazish tavsiya etiladi. Bundan tashqari, erta jinsiy hayot boshlanishi, ko'p jinsiy hamkorlar, surunkali yallig'lanish kasalliklari, gormonal disbalans va zararli odatlar ham ginekologik onkologik kasalliklar rivojlanishiga zamin yaratadi.

Homiladorlik davrida aniqlangan onkologik kasalliklarda klinik yondashuv individual bo'lishi shart. Ba'zi hollarda jarrohlik amaliyotlari homiladorlikning ikkinchi trimestrida nisbatan xavfsiz bajarilishi mumkinligi klinik amaliyotda tasdiqlangan. Kimyoterapiya esa ma'lum preparatlar va qat'iy nazorat ostida qo'llanilganda homilaga minimal zarar yetkazishi mumkin. Biroq nur terapiyasi aksariyat hollarda homiladorlik davrida qo'llanilmaydi. Ushbu qarorlar multidisiplinar jamoa tomonidan qabul qilinadi.

Ayollarda onkologik kasalliklar ko‘pincha kech aniqlanishining asosiy sabablaridan biri klinik belgilarining uzoq vaqt davomida noaniq yoki yengil kechishidir. Masalan, tuxumdon o‘smalarida qorin dam bo‘lishi, tez charchash va ishtaha pasayishi kabi belgilar boshqa kasalliklar bilan adashtiriladi. Shu sababli profilaktik ko‘riklar va muntazam ginekologik tekshiruvlar muhim ahamiyatga ega. Rivojlangan davlatlar tajribasi shuni ko‘rsatadiki, skrining dasturlarining keng joriy etilishi o‘lim ko‘rsatkichlarini sezilarli kamaytirgan.

Akusherlik va ginekologiyada onkologik muammolarni hal etishda sog‘liqni saqlash tizimining tashkiliy jihatlari ham muhimdir. Ixtisoslashgan onkoginekologik markazlar, zamonaviy laboratoriyalar va malakali kadrlar mavjudligi davolash natijalarini yaxshilaydi. Tibbiyot xodimlarining doimiy malaka oshirishi va ilmiy yangiliklardan xabardor bo‘lishi bemorlarga ko‘rsatiladigan yordam sifatini oshiradi.

Shuningdek, onkologik kasalliklardan so‘ng homiladorlik masalasi ham dolzarb hisoblanadi. Ko‘plab klinik kuzatuvlar shuni ko‘rsatadiki, muvaffaqiyatli davolanishdan keyin ayollarning bir qismi sog‘lom homiladorlikka erishishi mumkin. Biroq bu holat faqat kasallik turi, bosqichi va qo'llangan davolash usullariga bog'liq holda baholanadi. Reproduktiv texnologiyalar rivoji esa onkologik kasallikdan keyingi onalik imkoniyatlarini kengaytirmoqda.

Akusherlik va ginekologiyada onkologik muammolarni chuqur o'rganish jamiyat salomatligini mustahkamlashda muhim o'rin tutadi. Ilmiy asoslangan profilaktika, erta diagnostika va samarali davolash usullarini uyg'unlashtirish orqali ayollar hayotini saqlab qolish va ularning hayot sifatini yaxshilash mumkin. Shu ma'noda, ushbu yo'nalishdagi bilimlar tibbiyot xodimlari uchun zarur va amaliy ahamiyatga egadir.

Ijtimoiy va madaniy omillar ham ayollarda onkologik kasalliklarning kech aniqlanishiga ta'sir ko'rsatadi. Ba'zi hududlarda ginekologga murojaat qilishdan tortinish, tibbiy savodxonlikning pastligi va profilaktik ko'riklarga befarqlik kasallikning og'ir bosqichlarda aniqlanishiga olib keladi. Shu sababli aholi orasida tushuntirish ishlari olib borish, ommaviy axborot vositalari orqali ishonchli tibbiy ma'lumotlarni yetkazish muhim hisoblanadi. Ayollarni o'z sog'lig'iga mas'uliyat bilan qarashga o'rgatish uzoq muddatli ijobiy natijalar beradi.

Shuningdek, statistik tahlillar shuni ko'rsatadiki, ginekologik saratonlardan o'lim ko'rsatkichlari sog'liqni saqlash tizimi rivojlangan mamlakatlarda ancha pastdir. Bu holat erta tashxis, standartlashtirilgan davolash protokollari va muntazam kuzatuv bilan izohlanadi. Zamonaviy klinik qo'llanmalar bemorlarni uzoq muddat kuzatish va qaytalanishlarning oldini olishga qaratilgan. Shu bois, akusherlik va ginekologiyada onkologik muammolarni tizimli ravishda o'rganish va amaliyotga tatbiq etish tibbiyot rivojining muhim yo'nalishi hisoblanadi.

Ushbu bilimlar asosida tayyorlangan o'quv qo'llanmalar talabalarga klinik fikrlashni shakllantirish, xavf omillarini aniqlash va to'g'ri qaror qabul qilishda yordam beradi. Onkoginekologiya bo'yicha mukammal bilimga ega mutaxassislar tayyorlash orqali ayollar salomatligini muhofaza qilish, onalik va bolalikni asrash hamda sog'lom jamiyat barpo etishga erishish mumkin. Shu jihatdan mazkur mavzuning nazariy va amaliy ahamiyati nihoyatda yuqoridir va doimiy ravishda yangilanib borishni talab etadi. Bu yo'nalishda olib boriladigan ilmiy izlanishlar va klinik tajribalar kelajakdagi tibbiy amaliyotni yanada takomillashtirishga xizmat qiladi. Hamkorlikda ishlash, tajriba almashish va xalqaro tavsiyalarga amal qilish muhim hisoblanadi. Bu esa sog'liqni saqlash tizimi samaradorligini oshiradi va ijtimoiy barqarorlikni mustahkamlaydi

1-MAVZU. Akusherlik va ginekologiyada onkologik muammolar haqida umumiy tushuncha

Akusherlik va ginekologiyada onkologik muammolar ayollar salomatligi bilan bevosita bog'liq bo'lgan, murakkab va ko'p omilli tibbiy masalalardan biridir. Ayol jinsiy a'zolarida rivojlanadigan o'smalar nafaqat organizmning umumiy holatiga, balki reproduktiv funksiyaga, homiladorlik kechishiga, tug'ruq va tug'ruqdan keyingi davrga ham sezilarli ta'sir ko'rsatadi. Shu sababli ushbu yo'nalish zamonaviy tibbiyotda alohida ahamiyat kasb etadi va akusher-ginekolog shifokorlardan yuqori darajadagi bilim, klinik hushyorlik hamda mas'uliyatni talab qiladi. Jahon sog'liqni saqlash tashkiloti ma'lumotlariga ko'ra, ginekologik onkologik kasalliklar ayollar orasida uchraydigan saraton kasalliklarining asosiy qismini tashkil etadi va ularning aksariyati rivojlanishning kech bosqichlarida aniqlanadi.

Ginekologik onkologiya doirasiga bachadon bo'yni, bachadon tanasi, tuxumdon, qin va vulva sohasidagi yomon sifatli o'smalar kiradi. Ular orasida bachadon bo'yni saratoni global miqyosda ayollar o'rtasida eng ko'p uchraydigan saraton turlaridan biri bo'lib, uning asosiy etiologik omili sifatida inson papilloma virusi tan olingan. Ilmiy tadqiqotlar HPVning yuqori onkogen tiplari, xususan 16 va 18 tiplari bachadon bo‘yni saratoni rivojlanishida yetakchi rol o‘ynashini isbotlagan. Tuxumdon saratoni esa uzoq vaqt klinik belgilarsiz kechishi, noaniq simptomlar bilan namoyon bo‘lishi sababli ko‘pincha kech aniqlanadi. Bachadon tanasi saratoni asosan menopauza davridagi ayollarda uchrab, gormonal disbalans, semizlik va metabolik buzilishlar bilan bog‘liq holda rivojlanadi.

Akusherlik amaliyotida onkologik muammolar alohida murakkablikka ega. Homiladorlik davrida aniqlanadigan onkologik kasalliklar nisbatan kam uchrasa-da, ular klinik va axloqiy jihatdan qiyin vaziyatlarni yuzaga keltiradi. Statistik ma’lumotlarga ko‘ra, o‘rtacha ming homilador ayoldan bittasida saraton kasalligi aniqlanadi. Bunday holatlarda asosiy vazifa ona hayotini saqlab qolish bilan birga homilaning imkon qadar xavfsiz rivojlanishini ta’minlashdan iborat bo‘ladi. Davolash taktikasi o‘smalarning turi, bosqichi, biologik xususiyatlari va homiladorlik muddati asosida individual tarzda belgilanadi. Ayrim jarrohlik amaliyotlari homiladorlikning ikkinchi trimestrida nisbatan xavfsiz bajarilishi mumkinligi klinik amaliyotda tasdiqlangan.

Akusherlik va ginekologiyada onkologik kasalliklarning dolzarbligi ularning ayollar o‘limi va nogironligidagi ulushi bilan ham izohlanadi. Rivojlangan mamlakatlarda skrining dasturlarining joriy etilishi tufayli bachadon bo‘yni saratonidan o‘lim ko‘rsatkichlari sezilarli kamaygan. PAP-test va HPV-testlash orqali kasallikning old saraton bosqichlarida aniqlanishi davolash samaradorligini bir necha barobarga oshiradi. Shu bilan birga, rivojlanayotgan mamlakatlarda skrining qamrovi yetarli emasligi sababli kasallik ko‘pincha kech bosqichlarda aniqlanmoqda. Bu esa onkologik muammolarning ijtimoiy ahamiyatini yanada kuchaytiradi.

Onkologik jarayonlarning patomorfologik xususiyatlarini bilish akusher-ginekolog shifokorlar uchun muhim ahamiyatga ega. Har bir o‘sma turi o‘ziga xos hujayraviy tuzilishga, o‘sish tezligiga va metastaz berish xususiyatlariga ega. Masalan, tuxumdon saratonining seroz turi eng agressiv kechishi bilan ajralib turadi, endometrioid turi esa ko‘pincha bachadon tanasi saratoni bilan birga uchrashi mumkin. Ushbu farqlar davolash strategiyasini tanlashda hal qiluvchi rol o‘ynaydi. Zamonaviy tibbiyotda histologik va immunogistokimyoviy tekshiruvlar orqali o‘smalarning aniq turini aniqlash imkoniyati mavjud.

Akusherlik va ginekologiyada onkologik muammolarni tushunishda xavf omillarini bilish muhimdir. Erta jinsiy hayot boshlanishi, ko‘p jinsiy hamkorlar, surunkali yallig‘lanish kasalliklari, gormonal disbalans, irsiy moyillik va zararli odatlar ginekologik saratonlar rivojlanish xavfini oshiradi. BRCA1 va BRCA2 genlaridagi mutatsiyalar tuxumdon va ko'krak bezi saratoni xavfini bir necha barobar oshirishi ilmiy jihatdan isbotlangan. Shu sababli yuqori xavf guruhidagi ayollarga genetik maslahat va muntazam tekshiruvlar tavsiya etiladi.

Homiladorlikdan tashqari davrda ham onkologik kasalliklar ayollarning reproduktiv salomatligiga jiddiy ta'sir ko'rsatadi. Ko'plab jarrohlik va kimyoterapiya usullari tuxumdon funksiyasining susayishiga, bepushtlikka olib kelishi mumkin. Shu bois zamonaviy onkoginekologiyada fertilitetni saqlovchi davolash usullari ishlab chiqilmoqda. Erta bosqichdagi ayrim o'smalarda bachadon va tuxumdonlarni saqlab qoluvchi operatsiyalar muvaffaqiyatli qo'llanilmoqda. Bu esa yosh ayollarning kelajakda ona bo'lish imkoniyatini saqlab qolishga xizmat qiladi.

Akusher-ginekolog shifokorlarning onkologik hushyorligi kasalliklarni erta aniqlashda muhim rol o'ynaydi. Oddiy ko'rik vaqtida aniqlangan shubhali belgilar, masalan, kontakt qon ketish, menopauzadan keyingi qonli ajralmalar, qorin hajmining sababsiz kattalashishi o'z vaqtida chuqur tekshiruv o'tkazishni talab qiladi. Afsuski, ko'plab hollarda bemorlar shifokorga kech murojaat qiladi yoki dastlabki belgilar yetarlicha baholanmaydi. Bu esa kasallikning og‘ir bosqichlarga o‘tishiga sabab bo‘ladi.

Akusherlik va ginekologiyada onkologik muammolarni hal etishda multidisiplinar yondashuv muhim ahamiyatga ega. Akusher-ginekolog, onkolog, radiolog, patomorfolog va neonatologlarning hamkorlikda ishlashi davolash natijalarini sezilarli yaxshilaydi. Ayniqsa, homiladorlik bilan kechayotgan onkologik holatlarda bunday yondashuv muhimdir. Har bir qaror ilmiy asoslangan, individual va bemor manfaatlariga yo‘naltirilgan bo‘lishi zarur.

Onkologik kasalliklarning oldini olish akusherlik va ginekologiyada ustuvor vazifalardan biridir. Profilaktik ko‘riklar, skrining dasturlari, sog‘lom turmush tarzini targ‘ib qilish va tibbiy savodxonlikni oshirish ginekologik saratonlar xavfini kamaytiradi. HPVga qarshi emlash bachadon bo‘yni saratonining oldini olishda samarali usul sifatida e’tirof etilgan. Ko‘plab mamlakatlarda ushbu emlash dasturlari joriy etilib, ijobiy natijalar qayd etilmoqda.

Xulosa qilib aytganda, akusherlik va ginekologiyada onkologik muammolar keng qamrovli, murakkab va doimiy e’tibor talab qiladigan yo‘nalishdir. Ushbu muammolarni chuqur o‘rganish, ilmiy asoslangan yondashuvlarni amaliyotga tatbiq etish va shifokorlarning bilim darajasini oshirish orqali ayollar salomatligini muhofaza qilish, onalik va bolalikni asrash hamda jamiyat farovonligini ta'minlash mumkin. Shu bois, onkoginekologiya zamonaviy tibbiyotning ajralmas va muhim tarkibiy qismi hisoblanadi.

2-MAVZU. Ayol jinsiy a'zolari onkologik kasalliklarining etiologiyasi va xavf omillari

Ayol jinsiy a'zolari onkologik kasalliklarining etiologiyasi va xavf omillari zamonaviy tibbiyotda chuqur o'rganilayotgan va doimiy ravishda yangilanib borilayotgan masalalardan biridir. Ushbu kasalliklarning kelib chiqishi ko'p omilli bo'lib, genetik, gormonal, infeksion, ekologik va ijtimoiy omillarning murakkab o'zaro ta'siri natijasida rivojlanadi. Ayol organizmining reproduktiv tizimi gormonal jihatdan faol bo'lgani sababli, undagi har qanday muvozanat buzilishi hujayra darajasida patologik o'zgarishlarga olib kelishi mumkin. Ilmiy tadqiqotlar shuni ko'rsatadiki, ginekologik onkologik kasalliklarning aksariyati uzoq muddat davomida ta'sir etuvchi xavf omillari fonida sekin-asta shakllanadi.

Ayol jinsiy a'zolari saratonlari orasida bachadon bo'yni, bachadon tanasi va tuxumdon saratonlari yetakchi o'rinlarni egallaydi. Bachadon bo'yni saratonining asosiy etiologik omili sifatida inson papilloma virusi e'tirof etilgan. HPVning yuqori onkogen tiplari, ayniqsa 16 va 18 tiplari bachadon bo'yni epiteliysi hujayralarida genetik darajadagi o'zgarishlarni yuzaga keltiradi. Virus DNKsi hujayra genomiga integratsiyalanib, hujayra bo'linishini nazorat qiluvchi mexanizmlarni buzadi. Natijada displaziya, keyinchalik esa invaziv saraton rivojlanadi. HPV bilan zararlanish keng tarqalgan bo‘lsa-da, har bir ayolda saraton rivojlanavermaydi, bu esa immun tizim holati va qo‘shimcha xavf omillarining muhimligini ko‘rsatadi.

Jinsiy hayot bilan bog‘liq omillar bachadon bo‘yni saratoni rivojlanishida muhim rol o‘ynaydi. Erta yoshda jinsiy hayot boshlanishi, ko‘p jinsiy hamkorlarga ega bo‘lish va jinsiy yo‘l bilan yuqadigan infeksiyalar bilan tez-tez kasallanish xavfni oshiradi. Surunkali yallig‘lanish jarayonlari bachadon bo‘yni shilliq qavatining himoya xususiyatlarini pasaytirib, virusning uzoq muddat saqlanib qolishiga sharoit yaratadi. Shuningdek, chekish ham muhim xavf omili hisoblanadi, chunki nikotin va uning metabolitlari bachadon bo‘yni to‘qimalarida to‘planib, mahalliy immunitetni susaytiradi.

Bachadon tanasi saratonining etiologiyasi ko‘pincha gormonal disbalans bilan bog‘liq. Estrogen gormonining uzoq muddat davomida nisbatan yuqori darajada bo‘lishi endometriy hujayralarining ortiqcha proliferatsiyasiga olib keladi. Progesteron yetishmovchiligi sharoitida bu jarayon nazoratsiz kechib, atipik giperplaziya va keyinchalik saraton rivojlanishiga zamin yaratadi. Semizlik bachadon tanasi saratoni uchun eng muhim xavf omillaridan biri hisoblanadi, chunki yog‘ to‘qimasida estrogenlar sintezi kuchayadi.

Shuningdek, qandli diabet, arterial gipertenziya va metabolik sindrom bilan kasallangan ayollarda ushbu saraton turi ko'proq uchraydi.

Reproduktiv omillar ham ginekologik onkologik kasalliklar rivojlanishida muhim ahamiyatga ega. Tug'ruq qilmagan yoki kam tug'ruq qilgan ayollarda bachadon va tuxumdon saratonlari xavfi nisbatan yuqori bo'lishi aniqlangan. Erta menopauza yoki kech menopauza davri ham gormonal muvozanatga ta'sir etib, saraton rivojlanish xavfini o'zgartiradi. Uzoq muddat davomida nazoratsiz gormonal preparatlar qabul qilish, ayniqsa faqat estrogen saqlovchi dorilarni ishlatish ham xavf omili sifatida ko'riladi.

Tuxumdon saratonining etiologiyasi eng murakkab va kam o'rganilgan yo'nalishlardan biridir. Ushbu kasallik ko'pincha yashirin kechadi va aniq sababini aniqlash qiyin. Biroq ovulyatsiya jarayonining takroriyligi tuxumdon epiteliysida mikroskopik shikastlanishlarga olib kelib, hujayralarning malign transformatsiyasiga sharoit yaratishi mumkinligi ilmiy jihatdan asoslangan. Shu sababli ko'p ovulyatsiya bo'lgan, ya'ni erta hayz ko'rishni boshlagan, kech menopauzaga kirgan va kam homilador bo'lgan ayollarda tuxumdon saratoni xavfi yuqori bo'ladi.

Irsiy omillar ayol jinsiy a'zolari onkologik kasalliklarining rivojlanishida muhim o'rin tutadi. BRCA1 va BRCA2 genlaridagi mutatsiyalar tuxumdon va ko'krak bezi saratoni xavfini bir necha barobar oshirishi isbotlangan. Bunday genetik o'zgarishlarga ega bo'lgan ayollarda tuxumdon saratoni rivojlanish ehtimoli umumiy populyatsiyaga nisbatan ancha yuqori bo'ladi. Shu bois oilaviy anamnezida onkologik kasalliklar bo'lgan ayollarga genetik maslahat va muntazam skrining tekshiruvlari tavsiya etiladi.

Atrof-muhit va turmush tarzi bilan bog'liq omillar ham ginekologik onkologik kasalliklar rivojlanishiga ta'sir ko'rsatadi. Ekologik ifloslanish, zararli ishlab chiqarish sharoitlari, radiatsiya ta'siri hujayralarda genetik mutatsiyalarni yuzaga keltirishi mumkin. Ratsionda yuqori kaloriyali, yog'li va qayta ishlangan oziq-ovqat mahsulotlarining ko'pligi semizlik va metabolik buzilishlarga olib kelib, bilvosita saraton xavfini oshiradi. Jismoniy faollikning yetishmasligi ham muhim xavf omillaridan biri hisoblanadi.

Infeksion omillar faqat HPV bilan cheklanib qolmaydi. Ba'zi tadqiqotlar xlamidioz va boshqa surunkali jinsiy infeksiyalar bachadon bo'yni epiteliysida uzoq muddatli yallig'lanish chaqirib, saraton rivojlanishiga sharoit yaratishini ko'rsatadi. Immunitet tizimining susayishi, masalan, OIV infeksiyasi yoki immunosupressiv davolash fonida HPV infeksiyasining organizmdan chiqarilishi qiyinlashadi va malign jarayon xavfi oshadi.

Yosh omili ham ayol jinsiy a’zolari onkologik kasalliklari rivojlanishida muhim ahamiyatga ega. Bachadon bo‘yni saratoni ko‘proq o‘rta yoshdagi ayollarda uchrasa, bachadon tanasi va tuxumdon saratonlari asosan 50 yoshdan keyin aniqlanadi. Bu holat yillar davomida to‘plangan gormonal va genetik o‘zgarishlar bilan izohlanadi. Biroq so‘nggi yillarda yosh ayollar orasida ham ayrim ginekologik saraton turlarining uchrashi ortib borayotgani kuzatilmoqda, bu esa xavf omillarining kengayib borayotganidan dalolat beradi.

Ayol jinsiy a’zolari onkologik kasalliklarining etiologiyasini chuqur tushunish profilaktika va erta diagnostika choralarini ishlab chiqishda muhim ahamiyatga ega. Ko‘plab xavf omillari nazorat qilinadigan yoki kamaytiriladigan bo‘lib, sog‘lom turmush tarziga rioya qilish, muntazam tibbiy ko‘riklardan o‘tish va skrining dasturlarida ishtirok etish orqali saraton rivojlanish ehtimolini sezilarli darajada pasaytirish mumkin. Ayniqsa, bachadon bo‘yni saratoni misolida erta aniqlash va profilaktika choralari kasallikdan o‘lim ko‘rsatkichlarini keskin kamaytirishi ilmiy jihatdan isbotlangan.

Xulosa qilib aytganda, ayol jinsiy a’zolari onkologik kasalliklarining etiologiyasi va xavf omillari ko‘p qirrali bo‘lib, ularni bir omil bilan izohlab bo‘lmaydi. Genetik moyillik, gormonal buzilishlar, infeksiyalar, turmush tarzi va ekologik sharoitlar birgalikda ta’sir etib, malign jarayonlarning rivojlanishiga olib keladi. Ushbu omillarni chuqur o‘rganish va amaliyotda hisobga olish akusherlik va ginekologiyada onkologik kasalliklarning oldini olish, erta aniqlash va samarali davolash uchun muhim ilmiy va amaliy asos bo‘lib xizmat qiladi.

3-MAVZU. Ginekologik onkologik kasalliklarning tasnifi va bosqichlari

Ginekologik onkologik kasalliklarning tasnifi va bosqichlarini to‘g‘ri tushunish akusherlik va ginekologiya amaliyotida muhim nazariy hamda amaliy ahamiyatga ega. Ushbu kasalliklarni aniq tasniflash va rivojlanish bosqichlarini belgilash kasallikning og‘irlik darajasini baholash, davolash taktikasini tanlash, prognozni aniqlash va klinik natijalarni solishtirish imkonini beradi. Ginekologik onkologik kasalliklar ayol jinsiy a’zolarida rivojlanadigan yomon sifatli o‘smalarni o‘z ichiga olib, ularning biologik xususiyatlari, kelib chiqish manbai va tarqalish darajasiga qarab farqlanadi.

Ginekologik onkologik kasalliklar anatomik joylashuviga ko‘ra bir necha asosiy guruhlarga bo‘linadi. Ular bachadon bo‘yni saratoni, bachadon tanasi (endometriy) saratoni, tuxumdon saratoni, bachadon naylari saratoni, qin va vulva saratonlarini o‘z ichiga oladi. Ushbu kasalliklar bir-biridan kelib chiqish mexanizmi, klinik kechishi va tarqalish xususiyatlari bilan farqlanadi. Masalan, bachadon bo‘yni saratoni ko‘pincha epiteliy to‘qimasidan rivojlanib, dastlab mahalliy jarayon sifatida boshlanadi, tuxumdon saratoni esa erta bosqichlarda qorin bo‘shlig‘iga tez tarqalish xususiyati bilan ajralib turadi.

Histologik tuzilishiga ko‘ra ginekologik o‘smalar epitelial, stromal va germinogen turlarga ajratiladi. Epitelial o‘smalar eng ko‘p uchraydigan bo‘lib, tuxumdon saratonlarining katta qismini tashkil etadi. Ularga seroz, musinoz, endometrioid va anaplastik shakllar kiradi. Bachadon bo‘yni saratonida esa yassi hujayrali karsinoma va adenokarsinoma asosiy histologik turlar hisoblanadi. Bachadon tanasi saratonida endometrioid adenokarsinoma eng ko‘p uchraydi. Ushbu histologik tasniflash o‘smalarning agressivlik darajasi va davolashga bo‘lgan sezgirligini aniqlashda muhim rol o‘ynaydi.

Ginekologik onkologik kasalliklarni tasniflashda xalqaro FIGO tizimi keng qo‘llaniladi. Ushbu tizim kasallikning anatomik tarqalish darajasiga asoslanib, bosqichlarni belgilaydi. FIGO tasnifi klinik va jarrohlik ma’lumotlarga tayangan holda ishlab chiqilgan bo‘lib, butun dunyoda yagona standart sifatida qabul qilingan. Bosqichlash davolash taktikasini tanlashda hal qiluvchi ahamiyatga ega, chunki erta bosqichlarda jarrohlik davolash asosiy o‘rin tutsa, kech bosqichlarda kombinatsiyalangan usullar qo‘llaniladi.

Bachadon bo‘yni saratonining bosqichlari FIGO tizimiga ko‘ra to‘rt asosiy bosqichga bo‘linadi. Birinchi bosqichda o‘sma faqat bachadon bo‘ynida joylashgan bo‘ladi va atrof to‘qimalarga tarqalmaydi. Ikkinchi bosqichda jarayon bachadon bo‘ynidan tashqariga, ammo kichik chanoq devoriga yetmagan bo‘ladi. Uchinchi bosqichda o‘sma chanoq devoriga tarqaladi yoki buyrak faoliyatiga ta’sir ko‘rsatadigan darajada siydik yo‘llarini bosadi. To‘rtinchi bosqich esa qo‘shni a’zolar yoki uzoq metastazlar bilan kechadi. Ushbu bosqichlar kasallik prognozini aniqlashda muhim ko‘rsatkich hisoblanadi.

Bachadon tanasi saratonining bosqichlari ham FIGO tizimi asosida belgilanadi. Dastlabki bosqichda o‘sma faqat bachadon tanasi bilan cheklanadi. Keyingi bosqichlarda bachadon bo‘yni, chanoq va qorin bo‘shlig‘i a’zolari jarayonga jalb etiladi. Endometriy saratonida bosqichlash jarrohlik yo‘li bilan aniqlanadi, chunki limfa tugunlari holatini baholash muhim ahamiyatga ega. Limfogen metastazlarning mavjudligi kasallikning rivojlangan bosqichini ko‘rsatadi va davolash strategiyasini tubdan o‘zgartiradi.

Tuxumdon saratonining bosqichlari ham to‘rt bosqichdan iborat bo‘lib, ularning klinik ahamiyati juda katta. Birinchi bosqichda o‘sma tuxumdon bilan cheklanadi. Ikkinchi bosqichda kichik chanoq a’zolariga tarqaladi. Uchinchi bosqichda qorin bo‘shlig‘ida metastazlar yoki retroperitoneal limfa tugunlarining zararlanishi aniqlanadi. To‘rtinchi bosqich esa uzoq metastazlar bilan xarakterlanadi, masalan, o‘pka yoki jigar parenximasiga tarqalish. Tuxumdon saratoni ko‘pincha uchinchi yoki to‘rtinchi bosqichlarda aniqlanishi uning o‘lim ko‘rsatkichlari yuqori bo‘lishining asosiy sabablaridan biridir.

Vulva va qin saratonlari nisbatan kam uchrasa-da, ularning tasnifi va bosqichlanishi ham muhim ahamiyatga ega. Ushbu kasalliklar ko‘pincha teri va shilliq qavatdan rivojlanadi hamda limfa tugunlariga erta metastaz berish xususiyatiga ega. Bosqichlashda o‘smaning o‘lchami, chuqurligi va limfa tugunlarining zararlanish darajasi asosiy mezonlar hisoblanadi. Erta bosqichlarda aniqlangan vulva va qin saratonlarida davolash natijalari nisbatan yaxshi bo‘ladi.

Ginekologik onkologik kasalliklarning tasnifi faqat anatomik va histologik jihatlar bilan cheklanib qolmaydi. Biologik xususiyatlariga ko‘ra ham o‘smalar past darajali va yuqori darajali turlarga ajratiladi. Past darajali o‘smalar sekin o‘sadi va kech metastaz beradi, yuqori darajali o‘smalar esa agressiv kechib, qisqa vaqt ichida tarqaladi. Ushbu farqlar prognozni baholash va individual davolash rejasini tuzishda muhim hisoblanadi.

Bosqichlashning asosiy maqsadi kasallikning real tarqalish darajasini aniqlashdir. Zamonaviy diagnostika usullari, jumladan, ultratovush tekshiruvi, magnit-rezonans tomografiya, kompyuter tomografiyasi va PET-tekshiruvlar bosqichlash jarayonida muhim rol o'ynaydi. Shuningdek, jarrohlik paytida olingan patomorfologik ma'lumotlar bosqichni aniqlashda hal qiluvchi ahamiyatga ega. To'g'ri bosqichlash noto'g'ri davolashning oldini oladi va bemorning yashash davomiyligini oshirishga xizmat qiladi.

Ginekologik onkologik kasalliklarning tasnifi va bosqichlari tibbiy ta'lim jarayonida alohida o'rin tutadi. Akusher-ginekolog shifokorlar ushbu bilimlarga ega bo'lish orqali klinik qarorlarni asosli qabul qilish imkoniyatiga ega bo'ladi. Ayniqsa, homiladorlik bilan kechayotgan onkologik holatlarda bosqichlash ona va homila manfaatlarini muvozanatda saqlash uchun muhim ahamiyat kasb etadi. Erta bosqichlarda aniqlangan kasalliklarda davolash natijalari yuqori bo'lib, reproduktiv funksiyani saqlab qolish imkoniyati mavjud bo'ladi.

Xulosa qilib aytganda, ginekologik onkologik kasalliklarning tasnifi va bosqichlari ushbu kasalliklarni samarali boshqarishning asosiy poydevorini tashkil etadi. Anatomik joylashuv, histologik tuzilish va tarqalish darajasiga asoslangan tasniflash tibbiy amaliyotda yagona yondashuvni ta'minlaydi. Bosqichlash esa kasallik og'irligini aniqlash, individual davolash taktikasini tanlash va prognozni baholash imkonini beradi. Shu bois ushbu bilimlar akusherlik va ginekologiya sohasida faoliyat yuritayotgan har bir mutaxassis uchun zarur va amaliy ahamiyatga ega.

4-MAVZU. Bachadon bo‘yni saratoni: klinik va patomorfologik xususiyatlari

Bachadon bo‘yni saratoni ayollar orasida uchraydigan eng muhim va ijtimoiy ahamiyatga ega onkologik kasalliklardan biri hisoblanadi. Ushbu kasallik dunyo bo‘yicha ayollarda aniqlanadigan saraton turlari orasida yetakchi o‘rinlardan birini egallaydi va ayniqsa reproduktiv yoshdagi ayollarda ko‘proq uchrashi bilan ajralib turadi. Jahon sog‘liqni saqlash tashkiloti ma’lumotlariga ko‘ra, bachadon bo‘yni saratonining asosiy etiologik omili inson papilloma virusi bo‘lib, ushbu virus bilan uzoq muddatli infeksiyalanish natijasida bachadon bo‘yni epiteliysida malign o‘zgarishlar yuzaga keladi. Kasallikning klinik va patomorfologik xususiyatlarini chuqur o‘rganish erta tashxis qo‘yish, to‘g‘ri davolash taktikasini tanlash va bemorlarning hayot sifatini yaxshilashda muhim ahamiyat kasb etadi.

Bachadon bo‘yni saratoni ko‘pincha sekin rivojlanadi va dastlabki bosqichlarda klinik belgilar deyarli namoyon bo‘lmaydi. Kasallikning boshlang‘ich davrida bemorlar o‘zini sog‘lom his qilishi mumkin, bu esa shifokorga kech murojaat qilishga sabab bo‘ladi. Klinik belgilarning paydo bo‘lishi odatda jarayonning rivojlangan bosqichlariga to‘g‘ri keladi. Eng ko‘p uchraydigan dastlabki simptomlardan biri jinsiy aloqadan keyin yoki ginekologik ko‘rikdan so‘ng paydo bo‘ladigan kontakt qon ketishdir. Shuningdek, hayz oralig‘ida qonli ajralmalar, menopauzadan keyingi qon ketish, suyuq yoki badbo‘y ajralmalar ham kasallikning muhim klinik belgilaridan hisoblanadi.

Kasallik rivojlangan sari umumiy simptomlar ham qo‘shiladi. Qorin pastida va bel sohasida og‘riq, tez charchash, vazn yo‘qotish, ishtahaning pasayishi kabi belgilar organizmda onkologik jarayon chuqurlashganidan dalolat beradi. Uchinchi va to‘rtinchi bosqichlarda o‘smaning qo‘shni a’zolarga tarqalishi natijasida siydik chiqarish va ich kelishi bilan bog‘liq muammolar yuzaga kelishi mumkin. Siydik yo‘llarining siqilishi gidronefrozga olib kelib, buyrak yetishmovchiligi rivojlanish xavfini oshiradi. Ushbu klinik belgilar kasallikning og‘ir kechishini ko‘rsatadi va davolash imkoniyatlarini cheklaydi.

Bachadon bo‘yni saratonining patomorfologik xususiyatlari uning kelib chiqishi va rivojlanish mexanizmini tushunishda muhim ahamiyatga ega. Ushbu saraton asosan bachadon bo‘yning transformatsiya zonasida rivojlanadi. Transformatsiya zonasi ko‘p qatlamli yassi epiteliy bilan silindrsimon epiteliy tutashgan hudud bo‘lib, aynan shu joyda hujayralar tez yangilanadi va tashqi omillarga sezgir bo‘ladi. HPV virusi ushbu hudud hujayralariga kirib, ularning genetik apparatini o‘zgartiradi. Natijada hujayralarning normal bo‘linish mexanizmi buziladi va atipik hujayralar paydo bo‘la boshlaydi.

Patomorfologik jihatdan bachadon bo‘yni saratonining eng ko‘p uchraydigan turi yassi hujayrali karsinoma hisoblanadi. U barcha holatlarning taxminan 70–80 foizini tashkil etadi. Ushbu tur ko‘p qatlamli yassi epiteliydan rivojlanib, keratinlashuvchi va keratinlashmaydigan shakllarga bo‘linadi. Keratinlashuvchi shaklda hujayralarda keratin hosil bo‘lishi kuzatiladi, bu esa mikroskopik tekshiruvda aniq belgilar bilan namoyon bo‘ladi. Keratinlashmaydigan shakl esa nisbatan agressiv kechishi mumkin. Ikkinchi eng ko‘p uchraydigan turi adenokarsinoma bo‘lib, u bachadon bo‘yni bez epiteliyidan rivojlanadi. Adenokarsinoma so‘nggi yillarda ko‘proq aniqlanmoqda va ko‘pincha yashirin kechishi bilan ajralib turadi.

Patomorfologik tekshiruv jarayonida o‘smaning differensiyalanish darajasi ham baholanadi. Yuqori darajada differensiyalangan o‘smalar nisbatan sekin o‘sadi va prognozi yaxshiroq bo‘ladi. Past darajada differensiyalangan o‘smalar esa agressiv kechib, erta metastaz berish xususiyatiga ega. Ushbu ko‘rsatkich davolash taktikasini tanlashda va prognozni aniqlashda muhim ahamiyat kasb etadi. Shuningdek, limfovaskulyar invaziya mavjudligi ham patomorfologik jihatdan salbiy prognoz belgisi hisoblanadi.

Bachadon bo‘yni saratonining rivojlanishida displaziya bosqichlari alohida o‘rin tutadi. Normal epiteliydan invaziv saratonga o‘tishdan oldin hujayralarda turli darajadagi displastik o‘zgarishlar yuzaga keladi. Yengil, o‘rta va og‘ir displaziya bosqichlari mavjud bo‘lib, og‘ir displaziya saraton oldi holati sifatida qaraladi. Ushbu bosqichlarda kasallikni aniqlash va davolash invaziv saraton rivojlanishining oldini olish imkonini beradi. Shu sababli sitologik skrining, xususan PAP-test, bachadon bo‘yni saratonining erta tashxisida muhim ahamiyatga ega.

Klinik va patomorfologik xususiyatlarning o‘zaro bog‘liqligi bachadon bo‘yni saratonini tushunishda muhimdir. Masalan, o‘smaning endofitik yoki ekzofitik o‘sish shakli klinik belgilariga ta’sir ko‘rsatadi. Ekzofitik o‘sish bachadon bo‘yni yuzasida o‘sma massasi hosil bo‘lishi bilan namoyon bo‘lib, tez-tez qon ketishlarga sabab bo‘ladi. Endofitik o‘sish esa chuqur to‘qimalarga tarqalib, uzoq vaqt davomida kam belgilar bilan kechishi mumkin. Shu bois endofitik shakllar ko‘pincha kech bosqichlarda aniqlanadi.

Bachadon bo‘yni saratonining klinik kechishi bemorning yoshiga, immunitet holatiga va hamroh kasalliklariga bog‘liq holda farqlanishi mumkin. Yosh ayollarda kasallik nisbatan tez rivojlanishi va agressiv kechishi mumkinligi kuzatilgan. Immuniteti susaygan, masalan OIV bilan kasallangan ayollarda HPV infeksiyasi uzoq saqlanib qoladi va saraton rivojlanish xavfi bir necha barobar oshadi. Bu holat klinik va patomorfologik jarayonlarning tezlashishiga olib keladi.

Zamonaviy diagnostika usullari bachadon bo'yni saratonining klinik va patomorfologik xususiyatlarini aniqlash imkonini kengaytirdi. Kolposkopiya yordamida bachadon bo'yni shilliq qavatidagi shubhali o'zgarishlar aniqlanadi, biopsiya esa aniq patomorfologik tashxis qo'yish imkonini beradi. Immunogistokimyoviy tekshiruvlar o'smaning biologik faolligini baholashda qo'llaniladi. Ushbu usullar kasallikni individual yondashuv asosida davolash imkonini yaratadi.

Xulosa qilib aytganda, bachadon bo'yni saratonining klinik va patomorfologik xususiyatlarini chuqur bilish ushbu kasallik bilan samarali kurashishning asosiy shartidir. Klinik belgilarining kech namoyon bo'lishi kasallikni erta aniqlashni qiyinlashtiradi, ammo patomorfologik jarayonlarning bosqichma-bosqich rivojlanishi profilaktika va skrining tadbirlarining muhimligini ko'rsatadi. Ilmiy asoslangan diagnostika va davolash yondashuvlari orqali bachadon bo'yni saratonidan o'lim ko‘rsatkichlarini kamaytirish va ayollar salomatligini muhofaza qilish mumkin.

5-MAVZU. Bachadon tanasi (endometriy) saratoni

Bachadon tanasi, ya'ni endometriy saratoni ayollarda uchraydigan eng keng tarqalgan ginekologik onkologik kasalliklardan biridir. Ushbu saraton asosan postmenopauza davridagi ayollarda rivojlanadi, ammo ba'zi hollarda reproduktiv yoshdagi ayollarda ham uchrashi mumkin. Endometriy saratoni endometriy hujayralarining nazoratsiz proliferatsiyasi natijasida yuzaga keladi va uning rivojlanishi bir qator etiologik va xavf omillari bilan bog'liqdir. Zamonaviy tibbiyotda ushbu kasallikni chuqur o'rganish uning erta tashxisi, davolash strategiyasini tanlash va bemorning prognozini aniqlashda muhim ahamiyatga ega.

Endometriy saratonining rivojlanishida eng asosiy omillardan biri gormonal disbalansdir. Estrogen gormonining ortiqcha ta'siri endometriy hujayralarining ko'payishiga olib keladi. Progesteron darajasining pastligi bilan birga bu jarayon nazoratsiz bo'lib, atipik giperplaziya va keyinchalik malign transformatsiyaga sabab bo'ladi. Shu sababli postmenopauza davridagi ayollarda, ayniqsa semizlik va metabolik buzilishlar mavjud bo'lsa, endometriy saratoni xavfi sezilarli darajada oshadi. Ilmiy tadqiqotlar shuni ko'rsatadiki, semizlik endometriy saratoni xavfini uch baravar oshirishi mumkin, chunki yog‘ to‘qimalarida estrogenlar sintezi kuchayadi va bu endometriy hujayralarini doimiy stimulyatsiya qiladi.

Bachadon tanasi saratonining yana bir muhim etiologik omili reproduktiv tarixdir. Kam homiladorlik yoki tug‘ruq qilmagan ayollarda saraton rivojlanish xavfi yuqori bo‘lishi aniqlangan. Shu bilan birga, uzoq muddat gormonal kontratseptiv vositalarni ishlatish, ayniqsa faqat estrogen saqlovchi preparatlar, xavfni oshirishi mumkin. Ba’zi genetik omillar ham kasallik rivojlanishiga ta’sir qiladi. Masalan, Lynch sindromi yoki boshqa irsiy sindromlar bilan og‘rigan ayollarda endometriy saratoni rivojlanish ehtimoli ko‘proq bo‘ladi.

Endometriy saratonining klinik ko‘rinishi ko‘p hollarda dastlabki bosqichlarda aniq sezilmaydi. Bemorlar odatda hayz davridan tashqari qonli ajralmalar, kontakt qon ketish, qorin pastida og‘riq va diskomfortdan shikoyat qiladi. Postmenopauza davridagi qonli ajralmalar ayniqsa diagnostik belgidir, chunki ushbu davrda hayz sikli tugagan bo‘ladi va qon ketish patologik holat sifatida baholanadi. Kasallik rivojlangan sari qorin hajmining oshishi, vazn yo‘qotish, ishtahaning pasayishi va umumiy zaiflik kabi simptomlar qo‘shiladi. Shu bois klinik e’tibor va erta tashxis juda muhimdir.

Patomorfologik jihatdan endometriy saratoni turli turlarga bo‘linadi. Eng ko‘p uchraydigan turi endometrioid adenokarsinoma bo‘lib, u endometriy bez epiteliyidan rivojlanadi va odatda past agressivlikka ega. Ushbu tur ko‘pincha estrogen bilan bog‘liq kasalliklar bilan birga uchraydi va erta bosqichda aniqlanganda davolash natijalari yaxshi. Shu bilan birga seroz adenokarsinoma va klir sell turi ham uchraydi, ular ko‘proq agressiv bo‘lib, tez metastaz beradi va klinik kechishi og‘ir bo‘ladi. Histologik tasniflash kasallikning agressivlik darajasini baholash, davolash taktikasini tanlash va prognozni aniqlashda muhim rol o‘ynaydi.

Bachadon tanasi saratonining bosqichlari FIGO tizimi asosida belgilanadi va to‘rt bosqichdan iborat. Birinchi bosqichda o‘sma faqat bachadon tanasi bilan cheklangan bo‘ladi. Ikkinchi bosqichda o‘sma bachadon bo‘yniga tarqaladi. Uchinchi bosqichda jarayon qo‘shni a’zolar, masalan, tuxumdon, bachadon naylari yoki limfa tugunlariga yetadi. To‘rtinchi bosqich esa uzoq metastazlar, masalan, jigar yoki o‘pka parenximasiga tarqalishni o‘z ichiga oladi. Bosqichlash davolash strategiyasini tanlash va bemorning prognozini aniqlashda hal qiluvchi ahamiyatga ega.

Endometriy saratonini tashxislashda zamonaviy diagnostika usullari keng qo‘llaniladi. Ultrasonografiya, magnit-rezonans tomografiya, kompyuter tomografiyasi yordamida o‘smaning hajmi va tarqalish darajasi aniqlanadi. Biopsiya va histologik tekshiruv orqali o‘smalarning turi, differensiyalash darajasi va limfovaskulyar invaziya aniqlanadi. Shu bilan birga, immunogistokimyoviy tekshiruvlar va genetik markerlar kasallikning biologik xususiyatini baholash imkonini beradi. Bu esa individual yondashuv asosida davolash rejasini tuzishga yordam beradi.

Davolash taktikasi o‘smaning turi, bosqichi va bemorning umumiy holatiga qarab belgilanadi. Erta bosqichlarda jarrohlik asosiy usul bo‘lib, bachadon va qo‘shni a’zolarni saqlab qoluvchi operatsiyalar muvaffaqiyatli qo‘llaniladi. Ayrim hollarda postoperativ radioterapiya yoki kimyoterapiya qo‘shiladi. Rivojlangan bosqichlarda kombinatsiyalangan davolash usullari qo‘llanadi, jumladan jarrohlik, kimyoterapiya va radioterapiya birgalikda qo‘llanadi. Yosh bemorlarda reproduktiv funksiyani saqlash maqsadida konservativ yondashuvlar ham qo‘llanadi, bu esa ularning kelajakda ona bo‘lish imkoniyatini saqlashga xizmat qiladi.

Xulosa qilib aytganda, bachadon tanasi (endometriy) saratoni zamonaviy ginekologik onkologiya sohasida dolzarb mavzulardan biri hisoblanadi. Ushbu kasallikning etiologiyasi, xavf omillari, klinik va patomorfologik xususiyatlarini chuqur o‘rganish erta tashxis, samarali davolash va bemorning prognozini yaxshilash imkonini beradi. Gormonal disbalans, reproduktiv tarix, genetik moyillik va turmush tarzi omillari kasallik rivojlanishida asosiy rol o'ynaydi. Zamonaviy diagnostika va individual yondashuv orqali bemorning hayot sifatini saqlash, saraton rivojlanishini erta bosqichda aniqlash va davolash samaradorligini oshirish mumkin. Endometriy saratonining erta tashxisi va tegishli davolash strategiyalari ayollarda salomatlikni himoya qilish va jamiyat sog'lig'ini yaxshilashda muhim ahamiyatga ega.

6-MAVZU. Tuxumdon o‘smalari va tuxumdon saratoni

Tuxumdon o‘smalari va tuxumdon saratoni ginekologik onkologiyada eng murakkab va dolzarb mavzulardan biridir. Tuxumdon — ayol reproduktiv tizimining muhim organi bo‘lib, u nafaqat gametlar ishlab chiqaradi, balki estrogen va progesteron gormonlarini sintez qiladi. Shu sababli tuxumdon sog‘lomligi nafaqat reproduktiv, balki umumiy organizm salomatligi uchun ham muhimdir. Tuxumdon o‘smalari benign va malign bo‘lishi mumkin. Benign o‘smalar ko‘pincha klinik jihatdan xavfsiz kechadi, ammo ayrim hollarda ular surunkali og‘riq, gormonlar disbalansi yoki reproduktiv funksiyaning buzilishiga olib kelishi mumkin. Malign o‘smalar esa tuxumdon saratonini tashkil qiladi va tez rivojlanib, uzoq metastaz berish xususiyatiga ega bo‘lib, ayollar orasida o‘lim ko‘rsatkichlarining yuqoriligiga sabab bo‘ladi.

Tuxumdon o‘smalarini histologik tuzilishiga ko‘ra bir necha asosiy guruhlarga bo‘lish mumkin: epitelial, stromal va germinogen o‘smalar. Eng ko‘p uchraydigan turi epitelial o‘smalar bo‘lib, ular tuxumdon saratonining taxminan 85–90 foizini tashkil qiladi. Epitelial o‘smalar seroz, musinoz, endometrioid va klir sell shakllariga bo‘linadi. Seroz o‘smalar eng agressiv bo‘lib, tez metastaz beradi. Musinoz o‘smalar esa sekinroq rivojlanadi va qorin bo‘shlig‘ida ko‘proq mukoid modda to‘planishiga olib keladi. Endometrioid o‘smalar ko‘pincha endometriyoz bilan bog‘liq bo‘lib, past agressivlik darajasiga ega. Klir sell turi esa nisbatan kam uchraydi, ammo o‘smalar agressiv bo‘lib, yosh ayollarda ham uchrashi mumkin.

Stromal o‘smalar tuxumdon stromasidan rivojlanadi va odatda gormonal faoliyat bilan bog‘liq bo‘ladi. Ular ko‘pincha estrogen yoki androgen ishlab chiqaradi va reproduktiv yoki umumiy endokrin tizimga ta’sir qiladi. Germinogen o‘smalar esa tuxumdonning urug‘lanmagan hujayralaridan kelib chiqadi va asosan yosh ayollarda uchraydi. Ularning ko‘p hollarda benign shakllari bo‘lsa-da, malign variantlari ham mavjud bo‘lib, tez rivojlanadi va agressiv kechadi.

Tuxumdon saratonining etiologiyasi ko‘p omilli bo‘lib, irsiy, gormonal, reproduktiv va atrof-muhit omillarining o‘zaro ta’siri natijasida yuzaga keladi. Ovarian saraton xavfini oshiruvchi asosiy omillardan biri reproduktiv tarixdir. Kam homiladorlik, tug‘ruq qilmagan yoki kech homiladorlik tuxumdon saratonini rivojlanish xavfini oshiradi. Ko‘p ovulyatsiya, masalan, erta hayz boshlanish va kech menopauza davri ham xavfni oshiradi, chunki tuxumdon hujayralari tez-tez bo‘linadi va mikroskopik shikastlanishlar yuz beradi. Shu bilan birga, irsiy moyillik, xususan

BRCA1 va BRCA2 genlaridagi mutatsiyalar, tuxumdon saratoni rivojlanish ehtimolini sezilarli darajada oshiradi. BRCA1 mutatsiyasiga ega ayollarda tuxumdon saratoni rivojlanish xavfi 40–60 foizgacha yetishi mumkin.

Boshqa xavf omillari orasida semizlik, diabet, yuqori kaloriyali oziq-ovqat va kam jismoniy faollik ham mavjud. Semizlik estrogen sintezini oshiradi, bu esa endometriy va tuxumdon epiteliysini doimiy stimulyatsiya qiladi. Shu bilan birga, uzoq muddat oral kontratseptiv vositalarni ishlatish, ayniqsa faqat estrogen asosidagi dorilar, xavfni oshirishi mumkin. Ba'zi tadqiqotlar ko'rsatganidek, sigaret chekish tuxumdon saratonining ayrim turlariga salbiy ta'sir ko'rsatadi, ammo bu omil boshqa saraton turlari bilan solishtirganda nisbatan kamroq ahamiyatga ega.

Tuxumdon saratonining klinik kechishi ko'pincha yashirin bo'ladi. Erta bosqichlarda bemorlar deyarli hech qanday simptom sezmaydi. Ko'pincha kasallik tasodifan, boshqa sabablar bilan o'tkazilgan ultratovush yoki ginekologik tekshiruv paytida aniqlanadi. Rivojlangan bosqichlarda qorin bo'shlig'ida og'riq, qorin hajmining oshishi, tez-tez siydik chiqarish yoki ich kelish bilan bog'liq muammolar paydo bo'ladi. Shuningdek, bemorlar tez charchash, ishtahaning pasayishi, vazn yo'qotish va umumiy holsizlikdan shikoyat qiladi. Bu belgilar odatda kasallik uzoq muddat davomida rivojlanganini ko'rsatadi, chunki tuxumdon saratoni erta bosqichlarda klinik jihatdan sekin kechadi.

Patomorfologik jihatdan tuxumdon saratonining agressivligi o'smalarning histologik turiga bog'liq. Seröz adenokarsinoma ko'pincha yuqori darajada differensiyalangan bo'lib, tez metastaz beradi. Endometrioid adenokarsinoma past agressivlikka ega va ko'pincha gormonal disbalans bilan bog'liq. Musinoz va klir sell turlari esa nisbatan kam uchraydi, ammo klinik kechishi og'ir bo'lishi mumkin. Tuxumdon saratonida limfa tugunlari va qorin bo'shlig'ida metastazlar tez-tez uchraydi, bu esa kasallik prognozini sezilarli darajada yomonlashtiradi.

Tuxumdon saratonining bosqichlari FIGO tizimi asosida aniqlanadi va davolash strategiyasini belgilashda muhim ahamiyatga ega. Birinchi bosqichda o'sma faqat tuxumdon bilan cheklangan bo'ladi. Ikkinchi bosqichda o'sma kichik chanoq a'zolariga tarqaladi. Uchinchi bosqich qorin bo'shlig'iga yoki retroperitoneal limfa tugunlariga tarqalishni o'z ichiga oladi. To'rtinchi bosqich uzoq metastazlar, masalan, jigar yoki o'pka parenximasiga tarqalishni bildiradi. Bosqichlash davolash taktikasini tanlash, prognozni aniqlash va bemorning yashash davomiyligini baholashda hal qiluvchi ahamiyatga ega.

Tuxumdon saratonini tashxislashda ultratovush, magnit-rezonans tomografiya, kompyuter tomografiya va PET tekshiruvlari keng qo‘llaniladi. Shu bilan birga, serum markerlar, masalan, CA-125, bemorning holatini baholash va davolash samaradorligini kuzatishda muhim rol o‘ynaydi. Biopsiya va histologik tekshiruv o‘smalarning turini va agressivligini aniqlash imkonini beradi. Zamonaviy diagnostika usullari kasallikni erta bosqichda aniqlash va individual davolash rejasini tuzishda katta ahamiyatga ega.

Davolash strategiyasi o‘smaning turi, bosqichi va bemorning umumiy holatiga bog‘liq. Erta bosqichlarda jarrohlik asosiy usul bo‘lib, tuxumdon va bachadonni saqlab qoluvchi operatsiyalar muvaffaqiyatli qo‘llanadi. Rivojlangan bosqichlarda kombinatsiyalangan davolash — jarrohlik, kimyoterapiya va radioterapiya birgalikda qo‘llanadi. Yosh bemorlarda reproduktiv funksiyani saqlash maqsadida konservativ yondashuvlar qo‘llanadi, bu esa kelajakda ona bo‘lish imkoniyatini saqlashga xizmat qiladi.

Xulosa qilib aytganda, tuxumdon o‘smalari va tuxumdon saratoni ginekologik onkologiyada murakkab, ammo dolzarb mavzulardan biri hisoblanadi. Ularning histologik turlari, klinik kechishi, etiologiyasi va bosqichlari chuqur o‘rganilishi orqali erta tashxis, samarali davolash va bemorning prognozini yaxshilash mumkin. Reproduktiv tarix, genetik moyillik, gormonal disbalans va turmush tarzi xavf omillari sifatida e'tiborga olinishi lozim. Zamonaviy diagnostika va individual yondashuv yordamida tuxumdon saratonidan kelib chiqadigan o'lim ko'rsatkichlarini kamaytirish va ayol salomatligini saqlash mumkin.

7-MAVZU. Vulva va qin onkologik kasalliklari

Vulva va qin onkologik kasalliklari ginekologik onkologiya sohasida nisbatan kam uchrasa-da, klinik jihatdan murakkab kechishi va bemor hayot sifatiga jiddiy ta'sir ko'rsatishi bilan ahamiyatlidir. Ushbu kasalliklar ko'pincha kech aniqlanadi, chunki dastlabki bosqichlarda klinik belgilar yaqqol bo'lmaydi yoki bemorlar tomonidan e'tiborsiz qoldiriladi. Vulva va qin saratonlari ayol tashqi va ichki jinsiy a'zolarining epiteliysidan rivojlanib, asosan yoshi katta ayollarda uchraydi, biroq so'nggi yillarda yosh ayollar orasida ham uchrash holatlari qayd etilmoqda. Bu holat inson papilloma virusi bilan bog'liq infeksiyalar keng tarqalishi bilan izohlanadi.

Vulva saratoni ayol tashqi jinsiy a'zolarining malign o'smasi bo'lib, ko'pincha katta jinsiy lablar, kichik jinsiy lablar va klitor sohasida rivojlanadi. Ushbu kasallik ko'proq postmenopauza davridagi ayollarda uchraydi. Vulva saratonining asosiy etiologik omillaridan biri surunkali yallig'lanish jarayonlari va trofik o'zgarishlardir. Lichen sclerosus kabi surunkali dermatologik kasalliklar vulva epiteliysida uzoq muddatli o'zgarishlarga olib kelib, malign transformatsiya xavfini oshiradi. Bundan tashqari, inson papilloma virusining yuqori onkogen turlari, xususan 16 va 18 turlari vulva saratoni rivojlanishida muhim rol o‘ynaydi.

Vulva saratonining klinik belgilari dastlab aniq bo‘lmasligi mumkin. Eng erta simptomlar qichishish, achishish, teri rangining o‘zgarishi yoki mayda yarachalar paydo bo‘lishi bilan namoyon bo‘ladi. Ko‘p hollarda bemorlar bu belgilarni oddiy dermatologik muammo deb hisoblab, shifokorga murojaat qilishni kechiktiradi. Kasallik rivojlangan sari vulva sohasida og‘riq, qonli ajralmalar, yiringli yoki badbo‘y ajralmalar kuzatiladi. O‘sma kattalashgan sari yurishda, o‘tirishda va jinsiy aloqada og‘riq paydo bo‘ladi. Ushbu belgilar kasallikning rivojlangan bosqichga o‘tganidan dalolat beradi.

Patomorfologik jihatdan vulva saratonining eng ko‘p uchraydigan turi yassi hujayrali karsinoma hisoblanadi. U barcha holatlarning 85–90 foizini tashkil etadi. Ushbu tur ko‘p qatlamli yassi epiteliydan rivojlanadi va keratinlashuvchi hamda keratinlashmaydigan shakllarga bo‘linadi. Keratinlashuvchi shakl ko‘pincha yoshi katta ayollarda uchraydi va sekin rivojlanadi. Keratinlashmaydigan shakl esa HPV bilan bog‘liq bo‘lib, nisbatan yosh ayollarda uchrashi va agressiv kechishi mumkin. Kam hollarda adenokarsinoma, melanoma yoki sarkoma kabi boshqa patomorfologik shakllar ham uchraydi.

Qin saratoni ginekologik onkologik kasalliklar orasida eng kam uchraydigan turlardan biri hisoblanadi. U ko'pincha ikkilamchi xarakterga ega bo'lib, bachadon bo'yni yoki vulva saratonining qinga tarqalishi natijasida rivojlanadi. Birlamchi qin saratoni juda kam uchraydi va asosan yoshi katta ayollarda aniqlanadi. Qin saratonining asosiy xavf omillari orasida HPV infeksiyasi, bachadon bo'yni displaziyasi yoki saratoni bilan o'tkazilgan anamnez, surunkali yallig'lanish jarayonlari va radiatsion ta'sir mavjud.

Qin saratonining klinik belgilari ham ko'pincha yashirin kechadi. Dastlabki bosqichlarda bemorlar hayz oralig'ida yoki jinsiy aloqadan keyin qonli ajralmalar, qindan noodatiy ajralmalar, diskomfort yoki og'riqdan shikoyat qilishi mumkin. Kasallik rivojlangan sari qorin pastida og'riq, siydik chiqarish yoki ich kelish bilan bog'liq muammolar paydo bo'ladi. O'sma qin devoridan tashqariga chiqib, qo'shni a'zolarni siqishi natijasida siydik pufagi yoki to'g'ri ichak funksiyasi buzilishi mumkin. Bu holatlar kasallikning og'ir kechishini ko'rsatadi.

Patomorfologik jihatdan qin saratonining asosiy turi yassi hujayrali karsinoma bo'lib, u barcha holatlarning taxminan 80 foizini tashkil etadi. Kam hollarda adenokarsinoma, klir sell karsinoma yoki sarkoma turlari uchraydi. Klir sell adenokarsinoma ko'pincha intrauterin davrda dietilstilbestrol preparatiga ta'sirlangan ayollarda uchrashi aniqlangan. Ushbu patomorfologik turlar klinik kechishi va prognozi bilan farqlanadi, bu esa davolash strategiyasini tanlashda muhim ahamiyatga ega.

Vulva va qin saratonlarining bosqichlanishi FIGO tizimi asosida amalga oshiriladi. Bosqichlash jarayoni o'smaning lokal tarqalishi, limfa tugunlari zararlanishi va uzoq metastazlarning mavjudligiga asoslanadi. Erta bosqichlarda o'sma faqat mahalliy to'qimalar bilan cheklangan bo'ladi va davolash natijalari nisbatan yaxshi. Rivojlangan bosqichlarda esa limfa tugunlari va qo'shni a'zolar zararlanadi, bu esa prognozni yomonlashtiradi. Shu sababli bosqichlash davolash taktikasini tanlash va bemorning yashash davomiyligini baholashda hal qiluvchi ahamiyatga ega.

Diagnostika jarayonida klinik ko'rik, kolposkopiya, biopsiya va histologik tekshiruv asosiy o'rin tutadi. Vulva va qin sohasidagi har qanday shubhali o'zgarishlar biopsiya orqali tekshirilishi lozim. Ultrasonografiya, magnit-rezonans tomografiya va kompyuter tomografiyasi yordamida o'smaning tarqalish darajasi aniqlanadi. Limfa tugunlari holatini baholash ham muhim ahamiyatga ega, chunki metastazlar prognozni sezilarli darajada yomonlashtiradi. Zamonaviy immunogistokimyoviy usullar o‘smaning biologik faolligini baholash imkonini beradi.

Davolash strategiyasi kasallikning bosqichi, patomorfologik turi va bemorning umumiy holatiga bog‘liq holda tanlanadi. Erta bosqichlarda jarrohlik asosiy davolash usuli hisoblanadi. Vulva saratonida keng ekszisiya yoki radikal operatsiyalar qo‘llaniladi. Qin saratonida esa jarrohlik bilan birga radioterapiya va kimyoterapiya keng qo‘llanadi. Rivojlangan bosqichlarda kombinatsiyalangan davolash usullari, ya’ni jarrohlik, nurlanish va dori terapiyasi birgalikda qo‘llanadi. Davolashdan keyingi reabilitatsiya va psixologik qo‘llab-quvvatlash ham muhim ahamiyatga ega.

Xulosa qilib aytganda, vulva va qin onkologik kasalliklari kam uchrashi bilan birga, kech aniqlanishi va murakkab klinik kechishi bilan ajralib turadi. Ushbu kasalliklarning etiologiyasi, klinik va patomorfologik xususiyatlarini chuqur bilish erta tashxis va samarali davolash imkonini oshiradi. HPV infeksiyasi, surunkali yallig‘lanish jarayonlari va yoshga bog‘liq o‘zgarishlar asosiy xavf omillari hisoblanadi. Zamonaviy diagnostika va individual yondashuv asosida olib borilgan davolash orqali bemorlarning hayot sifatini yaxshilash va o‘lim ko‘rsatkichlarini kamaytirish mumkin.

8-MAVZU. Ginekologik onkologiyada diagnostika usullari

Ginekologik onkologiyada diagnostika usullari ayol jinsiy a'zolarida rivojlanadigan malign o'smalarni erta aniqlash, ularning tarqalish darajasini baholash va to'g'ri davolash taktikasini tanlashda hal qiluvchi ahamiyatga ega. Ginekologik saraton kasalliklari ko'pincha dastlabki bosqichlarda aniq klinik belgilar bermasligi bilan ajralib turadi, shu sababli diagnostika jarayoni tizimli, bosqichma-bosqich va bir nechta usullar kombinatsiyasiga asoslangan bo'lishi zarur. Zamonaviy tibbiyotda diagnostika faqatgina kasallikni aniqlash bilangina cheklanmay, balki o'smaning biologik xususiyatlari, agressivligi va prognozini baholashga ham xizmat qiladi.

Diagnostika jarayonining birinchi va eng muhim bosqichi klinik tekshiruv hisoblanadi. Bemorning shikoyatlari, hayot tarzi, reproduktiv va ginekologik anamnezi diqqat bilan o'rganiladi. Hayz siklining buzilishi, hayzdan tashqari yoki postmenopauza davridagi qon ketishlar, qorin pastida og'riq, qorin hajmining oshishi, patologik ajralmalar kabi belgilar ginekologik onkologik kasalliklar uchun signal bo'lishi mumkin. Ikki qo'l bilan o'tkaziladigan ginekologik tekshiruv bachadon, tuxumdonlar va qin holatini baholash imkonini beradi. Shuningdek, tashqi jinsiy a’zolarni ko‘zdan kechirish vulva va qin saratonini erta aniqlashda muhim ahamiyatga ega.

Instrumental diagnostika usullari ginekologik onkologiyada keng qo‘llaniladi. Ultrasonografiya eng ko‘p foydalaniladigan, xavfsiz va nisbatan arzon usul hisoblanadi. Transvaginal ultratovush tekshiruvi bachadon, endometriy, tuxumdonlar va kichik chanoq a’zolarining holatini batafsil baholash imkonini beradi. Endometriy qalinligining ortishi, tuxumdonlarda solid yoki kistoz-solid tuzilmalar aniqlanishi malign jarayonga shubha uyg‘otadi. Doppler ultrasonografiya yordamida o‘smaning qon bilan ta’minlanish xususiyatlari baholanadi, bu esa o‘smaning malignlik darajasi haqida qo‘shimcha ma’lumot beradi.

Kolposkopiya bachadon bo‘yni, qin va vulva sohasidagi patologik o‘zgarishlarni aniqlashda muhim usul hisoblanadi. Ushbu tekshiruv yordamida epiteliyning rang o‘zgarishi, qon tomirlarining patologik tuzilishi va atipik o‘choqlar aniqlanadi. Kolposkopiya, ayniqsa bachadon bo‘yni saratoni va uning oldi holatlarini erta aniqlashda katta ahamiyatga ega. Zarur hollarda kolposkopiya vaqtida maqsadli biopsiya olinadi, bu esa tashxisni aniqlashtirish imkonini beradi.

Laborator diagnostika usullari ham ginekologik onkologiyada muhim o‘rin tutadi. Sitologik tekshiruv, ya’ni PAP-test bachadon bo‘yni saratonini erta aniqlashda asosiy skrining usuli hisoblanadi. Ushbu test orqali epiteliya hujayralaridagi displastik va atipik o‘zgarishlar aniqlanadi. Sitologik skrining muntazam o‘tkazilganda bachadon bo‘yni saratonidan o‘lim ko‘rsatkichlarini sezilarli darajada kamaytirish mumkinligi ilmiy jihatdan isbotlangan. Shuningdek, inson papilloma virusini aniqlashga qaratilgan testlar yuqori xavf guruhidagi ayollarni aniqlashda muhim ahamiyatga ega.

Biopsiya va histologik tekshiruv ginekologik onkologiyada “oltin standart” hisoblanadi. O‘sma to‘qimasidan olingan namuna mikroskop ostida tekshiriladi va o‘smaning turi, differensiyalanish darajasi hamda invazivlik xususiyatlari aniqlanadi. Endometriy biopsiyasi bachadon tanasi saratoniga shubha qilinganda keng qo‘llaniladi. Tuxumdon o‘smalarida esa ko‘pincha jarrohlik yo‘li bilan olingan material histologik tahlildan o‘tkaziladi. Histologik tashxis davolash taktikasini belgilashda hal qiluvchi ahamiyatga ega.

Zamonaviy tasvirlash usullari ginekologik onkologiyada diagnostika imkoniyatlarini sezilarli darajada kengaytirdi. Magnit-rezonans tomografiya yumshoq to‘qimalarni aniq tasvirlash imkonini beradi va bachadon bo‘yni, endometriy hamda qin saratonlarida o‘smaning chuqurligi va tarqalish darajasini baholashda keng qo‘llaniladi. Kompyuter tomografiyasi qorin bo‘shlig‘i va ko'krak qafasi a'zolarida metastazlarni aniqlashda muhimdir. Pozitron-emission tomografiya esa metabolik faol o'choqlarni aniqlash orqali yashirin metastazlarni topishga yordam beradi. Ushbu usullar kasallikni bosqichlashda va davolash samaradorligini baholashda katta ahamiyatga ega.

Serum o'sma markerlari ham diagnostika jarayonida yordamchi vosita sifatida qo'llaniladi. Masalan, CA-125 tuxumdon saratonida, HE4 va ROMA indeksi tuxumdon o'smalarini baholashda, SCC antigeni bachadon bo'yni saratonida qo'llaniladi. Biroq o'sma markerlari mustaqil tashxis qo'yish uchun yetarli emas, ular asosan kasallik dinamikasini kuzatish va davolash samaradorligini baholashda foydalidir. Markerlar darajasining oshishi har doim ham malign jarayonni anglatmasligi mumkin, shu sababli ularni klinik va instrumental ma'lumotlar bilan birgalikda tahlil qilish zarur.

Ginekologik onkologiyada diagnostikaning muhim jihatlaridan biri kasallikni bosqichlashdir. FIGO tizimi asosida amalga oshiriladigan bosqichlash jarayoni o'smaning lokal tarqalishi, limfa tugunlari zararlanishi va uzoq metastazlarni baholashga asoslanadi. To'g'ri bosqichlash davolash strategiyasini tanlash, bemorning prognozini aniqlash va ilmiy tadqiqotlarda natijalarni solishtirish imkonini beradi. Shu sababli diagnostika jarayoni multidisiplinar yondashuvni talab qiladi.

Zamonaviy tibbiyotda molekulyar va genetik diagnostika usullari ham tobora keng qo‘llanilmoqda. Genetik mutatsiyalarni aniqlash, masalan BRCA1 va BRCA2 genlaridagi o‘zgarishlar, tuxumdon va ko‘krak bezi saratoni xavfini baholashda muhim ahamiyatga ega. Immunogistokimyoviy tekshiruvlar o‘smaning biologik xususiyatlarini chuqurroq o‘rganish imkonini beradi va maqsadli terapiya tanlashda asos bo‘lib xizmat qiladi. Bu usullar individual yondashuv asosida davolashni rejalashtirish imkonini yaratadi.

Xulosa qilib aytganda, ginekologik onkologiyada diagnostika usullari kompleks va ko‘p bosqichli jarayonni tashkil etadi. Klinik ko‘rik, laborator va instrumental tekshiruvlar, histologik va molekulyar usullarning uyg‘un qo‘llanilishi kasallikni erta aniqlash va samarali davolash imkonini oshiradi. Diagnostikaning to‘g‘ri va o‘z vaqtida amalga oshirilishi ayollar hayotini saqlab qolish, kasallikdan kelib chiqadigan asoratlarni kamaytirish va jamiyat salomatligini yaxshilashda muhim ahamiyatga ega.

9-MAVZU. Akusherlik amaliyotida onkologik kasalliklar (homiladorlik va saraton)

Akusherlik amaliyotida onkologik kasalliklar, ya'ni homiladorlik va saratonning bir vaqtda uchrashi zamonaviy tibbiyotda eng murakkab va mas'uliyatli muammolardan biri hisoblanadi. Ushbu holat nafaqat onaning hayoti va salomatligi, balki rivojlanayotgan homilaning taqdiri bilan ham chambarchas bog'liqdir. So'nggi yillarda ayollarning kechroq yoshda homilador bo'lishi, onkologik kasalliklar sonining ortib borishi va diagnostika imkoniyatlarining kengayishi natijasida homiladorlik davrida aniqlanadigan saraton holatlari ko'paymoqda. Statistik ma'lumotlarga ko'ra, homiladorlik davrida saraton kasalliklari taxminan har 1000–1500 homiladorlikdan birida uchraydi. Bu ko'rsatkich nisbatan kam bo'lsa-da, klinik va axloqiy jihatdan juda muhim masala hisoblanadi.

Homiladorlik davrida eng ko'p uchraydigan onkologik kasalliklar orasida bachadon bo'yni saratoni, ko'krak bezi saratoni, tuxumdon o'smalari, qalqonsimon bez saratoni va gematologik malignitetlar yetakchi o'rin egallaydi. Bachadon bo'yni saratoni homiladorlik bilan birga eng ko'p uchraydigan ginekologik saraton turi hisoblanadi. Buning sababi shundaki, ushbu kasallik asosan reproduktiv yoshdagi ayollarda rivojlanadi. Ko'krak bezi saratoni esa homiladorlik davrida aniqlanadigan eng keng tarqalgan ekstragenital saraton hisoblanadi. Tuxumdon o'smalari ko'pincha tasodifan, rejalashtirilgan ultratovush tekshiruvlari vaqtida aniqlanadi.

Homiladorlik va saratonning bir vaqtda kechishi tashxis qo'yishda muayyan qiyinchiliklarni keltirib chiqaradi. Homiladorlik davrida organizmda sodir bo'ladigan fiziologik o'zgarishlar ko'plab onkologik kasalliklarning klinik belgilarini niqoblashi mumkin. Masalan, ko'ngil aynishi, qusish, holsizlik, qorin hajmining oshishi yoki anemiya kabi belgilar homiladorlikka xos bo'lib, saraton simptomlari sifatida e'tibordan chetda qolishi ehtimoli mavjud. Shu sababli shifokordan yuqori darajada hushyorlik va differensial diagnostika talab etiladi. Homilador ayollarda har qanday noodatiy yoki davomli simptomlar chuqur tekshiruvdan o'tkazilishi lozim.

Diagnostika jarayonida homilaga zarar yetkazmaslik asosiy tamoyil hisoblanadi. Radiatsiya bilan bog'liq tekshiruvlar imkon qadar cheklanadi yoki ehtiyotkorlik bilan qo'llaniladi. Ultrasonografiya va magnit-rezonans tomografiya homiladorlik davrida nisbatan xavfsiz hisoblanadi va keng qo'llaniladi. Biopsiya va sitologik tekshiruvlar aniq tashxis qo'yishda muhim ahamiyatga ega bo'lib, zarur hollarda homiladorlikka jiddiy xavf tug'dirmagan holda amalga oshiriladi. Laborator tekshiruvlar, jumladan o'sma markerlari, yordamchi usul sifatida qo'llaniladi, biroq ularning natijalari homiladorlik fonida ehtiyotkorlik bilan talqin qilinadi.

Homiladorlik davrida onkologik kasalliklarni davolash alohida yondashuvni talab qiladi. Davolash strategiyasi bir nechta omillarga bog'liq bo'ladi: saraton turi, uning bosqichi, homiladorlik muddati va onaning umumiy holati. Birinchi trimestrda homila organlarining shakllanishi sodir bo'lgani sababli kimyoterapiya va radioterapiya yuqori xavf tug'diradi. Shu bois ushbu davrda davolash masalasi juda ehtiyotkorlik bilan hal etiladi. Ba'zi hollarda homiladorlikni to'xtatish masalasi ko'rib chiqilishi mumkin, ayniqsa agressiv va tez rivojlanadigan saraton turlarida.

Ikkinchi va uchinchi trimestrlarda davolash imkoniyatlari nisbatan kengroq bo'ladi. Tadqiqotlar shuni ko'rsatadiki, ayrim kimyoterapiya preparatlari ikkinchi va uchinchi trimestrlarda nisbatan xavfsiz qo'llanishi mumkin va homilada og'ir tug'ma nuqsonlar rivojlanish xavfi minimal bo'ladi. Jarrohlik davolash esa homiladorlikning deyarli barcha davrlarida, zarurat bo'lsa, amalga oshirilishi mumkin. Masalan, bachadon bo'yni yoki tuxumdon o'smalarida homilani saqlab qolgan holda jarrohlik aralashuvlar bajarilishi mumkin.

Radioterapiya esa odatda tug'ruqdan keyingi davrga qoldiriladi, chunki u homila uchun jiddiy xavf tug'diradi.

Akusherlik amaliyotida muhim masalalardan biri tug'ruq vaqtini va usulini to'g'ri tanlashdir. Agar onkologik kasallikning holati imkon bersa, homiladorlik fiziologik muddatiga yetkaziladi va tug'ruq tabiiy yo'l bilan amalga oshiriladi. Ayrim hollarda esa, masalan bachadon bo'yni saratonining rivojlangan bosqichlarida, kesarcha kesish orqali tug'ruq amalga oshiriladi va darhol onkologik davolash boshlanadi. Tug'ruqdan keyingi davrda onaning holati diqqat bilan kuzatilib, rejalashtirilgan davolash to'liq hajmda olib boriladi.

Homiladorlik davrida saraton kasalligiga chalingan ayollarda psixologik holat ham alohida e'tibor talab qiladi. Bunday bemorlar ikki barobar ruhiy bosim ostida bo'ladi, chunki ular o'z salomatligi bilan birga homilasining taqdiri haqida ham xavotirda bo'ladi. Shu sababli tibbiy yordam bilan bir qatorda psixologik va ijtimoiy qo'llab-quvvatlash ham muhim hisoblanadi. Multidisiplinar jamoa, ya'ni akusher-ginekolog, onkolog, neonatolog va psixolog hamkorligi bunday holatlarda eng optimal natijalarni ta'minlaydi.

Ilmiy tadqiqotlar shuni ko'rsatadiki, homiladorlikning o'zi ko'pchilik onkologik kasalliklarning prognozini yomonlashtirmaydi.

To‘g‘ri va o‘z vaqtida tanlangan davolash strategiyasi bilan onaning yashash davomiyligi homilador bo‘lmagan ayollarnikiga yaqin bo‘lishi mumkin. Shuningdek, ko‘pchilik hollarda homilalar sog‘lom tug‘iladi va uzoq muddatli rivojlanishida jiddiy nuqsonlar kuzatilmaydi. Bu holat homiladorlik davrida saraton tashxisi qo‘yilgan ayollar uchun muhim ijobiy omil hisoblanadi.

Xulosa qilib aytganda, akusherlik amaliyotida onkologik kasalliklar murakkab, ammo zamonaviy tibbiyot imkoniyatlari bilan boshqarilishi mumkin bo‘lgan muammodir. Homiladorlik va saratonning bir vaqtda kechishi individual, puxta rejalashtirilgan va ilmiy asoslangan yondashuvni talab qiladi. Erta tashxis, multidisiplinar hamkorlik va onaga hamda homilaga yo‘naltirilgan muvozanatli davolash strategiyasi orqali ijobiy natijalarga erishish mumkin. Ushbu yondashuv nafaqat onaning hayotini saqlab qolishga, balki sog‘lom avlod dunyoga kelishiga ham xizmat qiladi.

10-MAVZU. Ginekologik onkologiyada davolash va profilaktika prinsiplari

Ginekologik onkologiyada davolash va profilaktika prinsiplari ayol jinsiy a'zolarida uchraydigan malign kasalliklar bilan samarali kurashishning asosini tashkil etadi. Ushbu sohada asosiy maqsad kasallikni imkon qadar erta bosqichda aniqlash, o'sma jarayonini to'liq nazorat qilish, bemorning hayotini saqlab qolish va uning hayot sifatini yaxshilashdan iborat. Ginekologik saraton kasalliklari, jumladan bachadon bo'yni, bachadon tanasi, tuxumdon, vulva va qin saratonlari o'ziga xos biologik va klinik xususiyatlarga ega bo'lib, davolash yondashuvi har bir holatda individual asosda tanlanadi. Zamonaviy tibbiyotda davolash va profilaktika bir-biri bilan uzviy bog'liq tushunchalar bo'lib, ularning uyg'unligi ijobiy natijalarga erishish imkonini beradi.

Davolash jarayoni, avvalo, aniq tashxis va to'g'ri bosqichlashga asoslanadi. O'smaning turi, histologik tuzilishi, agressivlik darajasi, tarqalish bosqichi va bemorning yoshi hamda umumiy holati davolash taktikasini belgilovchi asosiy omillardir. Ginekologik onkologiyada davolashning asosiy usullari jarrohlik, radioterapiya, kimyoterapiya, gormonal va maqsadli terapiyani o'z ichiga oladi. Ko'p hollarda ushbu usullar kombinatsiyalangan holda qo'llaniladi, bu esa davolash samaradorligini oshiradi va qaytalanish xavfini kamaytiradi.

Jarrohlik davolash ginekologik onkologiyada yetakchi o'rin tutadi. Erta bosqichlarda aniqlangan saratonlarda jarrohlik yo'li bilan o'smani to'liq olib tashlash ko'pincha asosiy va yetarli davolash usuli bo'lib xizmat qiladi. Jarrohlik aralashuv hajmi o'smaning lokalizatsiyasi va tarqalish darajasiga qarab belgilanadi. Masalan, bachadon bo'yni yoki bachadon tanasi saratonining erta bosqichlarida organ saqlovchi operatsiyalar bajarilishi mumkin. Yosh ayollarda reproduktiv funksiyani saqlash imkoniyatini hisobga olish muhim ahamiyatga ega. Rivojlangan bosqichlarda esa kengaytirilgan jarrohlik amaliyotlari qo'llanilib, limfa tugunlari va qo'shni to'qimalar ham olib tashlanadi.

Radioterapiya ginekologik onkologiyada mustaqil yoki jarrohlikdan keyingi qo'shimcha davolash usuli sifatida keng qo'llaniladi. Ayniqsa bachadon bo'yni va qin saratonida radioterapiya muhim ahamiyatga ega. Nurlanish o'sma hujayralarini yo'q qilish yoki ularning o'sishini to'xtatish orqali ta'sir ko'rsatadi. Zamonaviy radioterapiya usullari aniq yo'naltirilgan bo'lib, sog'lom to'qimalarga yetkaziladigan zararni minimallashtiradi. Radioterapiya ba'zan jarrohlik imkoniyati bo'lmagan bemorlarda asosiy davolash usuli sifatida ham qo'llaniladi.

Kimyoterapiya ginekologik saratonlarning ko'plab turlarida muhim davolash komponenti hisoblanadi. Ushbu usul o'sma hujayralarining bo'linishini to'xtatish yoki ularni yo'q qilishga qaratilgan dori vositalari yordamida amalga oshiriladi. Kimyoterapiya ko'pincha jarrohlikdan keyin qolgan mikroskopik o'sma hujayralarini yo'q qilish maqsadida qo'llaniladi. Rivojlangan va metastatik bosqichlarda esa kimyoterapiya asosiy davolash usuli bo'lib xizmat qiladi. Zamonaviy protokollar individual yondashuv asosida tuziladi va nojo'ya ta'sirlarni kamaytirishga qaratilgan.

Gormonal terapiya ayrim ginekologik saraton turlarida, xususan bachadon tanasi va tuxumdon o'smalarining ayrim shakllarida samarali hisoblanadi. Ushbu davolash usuli o'smaning gormonal sezgirligiga asoslanadi va estrogen yoki progesteron ta'sirini cheklash orqali amalga oshiriladi. Gormonal terapiya ko'pincha nisbatan yengil kechuvchi, past agressivlikka ega o'smalarda va jarrohlikdan keyingi davrda qo'llaniladi. Bu usul bemor tomonidan nisbatan yaxshi ko'tariladi va hayot sifatini saqlashga yordam beradi.

So'nggi yillarda ginekologik onkologiyada maqsadli va immunoterapiya usullari ham rivojlanmoqda. Ushbu davolash turlari o'sma hujayralarining aniq molekulyar mexanizmlariga ta'sir ko'rsatadi. Masalan, ayrim genetik mutatsiyalarga ega tuxumdon saratonida maqsadli preparatlar qo'llanilib, davolash samaradorligi oshiriladi. Immunoterapiya esa organizmning o'z immun tizimini faollashtirish orqali o'sma hujayralariga qarshi kurashishni kuchaytiradi. Ushbu usullar hali to'liq ommalashmagan bo'lsa-da, istiqbolli yo'nalish hisoblanadi.

Ginekologik onkologiyada profilaktika prinsiplari kasallikning oldini olish va erta aniqlashga qaratilgan chora-tadbirlarni o'z ichiga oladi. Birlamchi profilaktika xavf omillarini kamaytirishga asoslanadi. Sog'lom turmush tarzi, to'g'ri ovqatlanish, semizlikning oldini olish, zararli odatlardan voz kechish ginekologik saratonlar rivojlanish xavfini kamaytiradi. Inson papilloma virusiga qarshi emlash bachadon bo'yni saratonining oldini olishda eng samarali profilaktik choralaridan biri hisoblanadi. Ushbu emlash yosh qizlarda amalga oshirilganda kasallik xavfini sezilarli darajada kamaytiradi.

Ikkilamchi profilaktika erta tashxisga qaratilgan bo'lib, muntazam skrining tekshiruvlarini o'z ichiga oladi. PAP-test va HPV-test bachadon bo'yni saratonini erta bosqichda aniqlash imkonini beradi. Endometriy va tuxumdon saratonlarida esa muntazam ginekologik ko'rik va ultrasonografiya muhim ahamiyatga ega. Vulva va qin sohasidagi har qanday shubhali o'zgarishlar o'z vaqtida shifokor tomonidan baholanishi lozim. Erta aniqlangan kasalliklarda davolash samaradorligi yuqori va prognoz ancha yaxshi bo'ladi.

Uchlamchi profilaktika esa davolashdan keyingi qaytalanishlarning oldini olish va bemorning hayot sifatini yaxshilashga qaratilgan. Reabilitatsiya tadbirlari, muntazam nazorat tekshiruvlari va psixologik qo'llab-quvvatlash ushbu bosqichda muhim ahamiyatga ega. Bemorlar davolashdan so'ng ham shifokor nazoratida bo'lishi, tavsiyalarga qat'iy rioya qilishi lozim. Bu qaytalanishlarni erta aniqlash va o'z vaqtida choralar ko'rish imkonini beradi.

Xulosa qilib aytganda, ginekologik onkologiyada davolash va profilaktika prinsiplari kompleks, ilmiy asoslangan va individual yondashuvga tayangan holda amalga oshiriladi. Jarrohlik, nurlanish, dori terapiyasi va zamonaviy innovatsion usullarning uyg'unligi davolash samaradorligini oshiradi. Profilaktika esa kasallik yukini kamaytirish, ayollar salomatligini muhofaza qilish va jamiyat sog'lig'ini yaxshilashda hal qiluvchi ahamiyatga ega. To'g'ri tashkil etilgan davolash va profilaktika tizimi orqali ginekologik saratonlardan kelib chiqadigan asoratlar va o'lim ko'rsatkichlarini sezilarli darajada kamaytirish mumkin.

XULOSA

Ginekologik onkologiya zamonaviy tibbiyotning eng muhim va mas'uliyatli yo'nalishlaridan biri bo'lib, u ayollar salomatligini saqlash, hayot davomiyligini uzaytirish va hayot sifatini yaxshilashga qaratilgan kompleks yondashuvni talab etadi. Ushbu o'quv qo'llanmada ko'rib chiqilgan mavzular tahlili shuni ko'rsatadiki, ayol jinsiy a'zolarining onkologik kasalliklari nafaqat tibbiy, balki ijtimoiy, demografik va psixologik ahamiyatga ham ega. Bugungi kunda bachadon bo'yni, bachadon tanasi, tuxumdon, vulva va qin saratonlari dunyo bo'yicha ayollar o'limi va nogironligining yetakchi sabablaridan biri bo'lib qolmoqda. Jahon sog'liqni saqlash tashkiloti ma'lumotlariga ko'ra, ayniqsa bachadon bo'yni va tuxumdon saratoni rivojlanayotgan davlatlarda yuqori ko'rsatkichlarga ega bo'lib, bu holat erta tashxis va profilaktikaning yetarli darajada yo'lga qo'yilmaganligi bilan bog'liq.

Ginekologik onkologik kasalliklarning etiologiyasi ko'p omilli bo'lib, genetik moyillik, gormonal disbalans, infeksion omillar, xususan inson papilloma virusi, reproduktiv xulq-atvor, metabolik buzilishlar va turmush tarzi bilan chambarchas bog'liqdir. Ushbu omillarni chuqur o'rganish kasalliklarning oldini olishda muhim ahamiyatga ega. Ayniqsa, HPV infeksiyasining bachadon bo‘yni saratoni rivojlanishidagi yetakchi roli ilmiy jihatdan isbotlangan bo‘lib, bu emlash va skrining dasturlarini joriy etish zarurligini yana bir bor tasdiqlaydi. Shuningdek, semizlik, qandli diabet va giperestrogeniya bilan bog‘liq endometriy saratoni holatlarining ortib borishi sog‘lom turmush tarzini targ‘ib etishning naqadar muhim ekanini ko‘rsatadi.

Kasalliklarni tasniflash va bosqichlash ginekologik onkologiyada to‘g‘ri davolash strategiyasini tanlashda hal qiluvchi ahamiyatga ega. FIGO tizimi asosida bosqichlash klinik amaliyotda keng qo‘llanilib, u davolash hajmini belgilash, prognozni baholash va xalqaro tajriba bilan solishtirish imkonini beradi. Erta bosqichlarda aniqlangan o‘smalarda davolash natijalari yuqori bo‘lib, bemorlarning uzoq muddatli yashash ko‘rsatkichlari sezilarli darajada yaxshi bo‘ladi. Aksincha, kech bosqichlarda tashxis qo‘yilgan holatlarda davolash murakkablashadi, asoratlar ko‘payadi va prognoz yomonlashadi. Shu sababli erta tashxis masalasi ginekologik onkologiyaning eng dolzarb vazifalaridan biri bo‘lib qolmoqda.

Klinik va patomorfologik xususiyatlarni chuqur bilish shifokorga kasallikning kechishini to‘g‘ri baholash va individual davolash rejasini tuzish imkonini beradi. Bachadon bo‘yni va bachadon tanasi saratonlari ko‘pincha aniq klinik belgilar bilan namoyon bo‘lsa, tuxumdon saratoni uzoq vaqt davomida yashirin kechishi bilan xavfli hisoblanadi. Bu esa tuxumdon saratonining ko‘pincha rivojlangan bosqichlarda aniqlanishiga sabab bo‘ladi. Vulva va qin saratonlari nisbatan kam uchrasa-da, asosan keksa yoshdagi ayollarda uchrashi va kech tashxis qo‘yilishi bilan ajralib turadi. Ushbu xususiyatlar har bir kasallik turiga nisbatan alohida e’tibor va yondashuv zarurligini ko‘rsatadi.

Diagnostika usullarining rivojlanishi ginekologik onkologiyada muhim burilish yasadi. Zamonaviy ultratovush, endoskopik usullar, magnit-rezonans va kompyuter tomografiya, shuningdek, immunogistokimyoviy va molekulyar-genetik tekshiruvlar o‘sma jarayonini aniq baholash imkonini bermoqda. Biroq texnik imkoniyatlarning o‘zi yetarli emas, ularni to‘g‘ri va o‘z vaqtida qo‘llash shifokorning bilim va tajribasiga bog‘liq. Skrining dasturlarining samarali tashkil etilishi, ayniqsa bachadon bo‘yni saratonida, kasallikni prekanseroz bosqichda aniqlash va to‘liq oldini olish imkonini beradi. Bu esa ginekologik onkologiyada profilaktikaning naqadar muhim ekanini yana bir bor tasdiqlaydi.

Davolash prinsiplari kompleks va multidisiplinar yondashuvga asoslanadi. Jarrohlik, radioterapiya, kimyoterapiya, gormonal va maqsadli terapiya usullarining uyg‘unligi har bir bemor uchun individual ravishda tanlanadi. Zamonaviy davolash protokollari nafaqat hayotni saqlab qolishga, balki reproduktiv funksiyani imkon qadar asrashga ham qaratilgan. Yosh ayollarda organ saqlovchi operatsiyalar va konservativ davolash usullarining qo'llanilishi bu boradagi muhim yutuqlardan biridir. Shu bilan birga, rivojlangan bosqichlarda ham palliativ va simptomatik davolash orqali bemorning hayot sifati yaxshilanmoqda.

Akusherlik amaliyotida onkologik kasalliklarning uchrashi alohida murakkablikka ega bo'lib, homiladorlik va saratonning bir vaqtda kechishi shifokordan yuqori malaka va mas'uliyat talab etadi. Ilmiy ma'lumotlar shuni ko'rsatadiki, to'g'ri tanlangan taktika bilan ko'plab hollarda homilani saqlab qolish va onada samarali davolash olib borish mumkin. Bu holat multidisiplinar jamoa hamkorligining naqadar muhim ekanini yaqqol namoyon etadi.

Profilaktika ginekologik onkologiyada eng samarali va iqtisodiy jihatdan maqsadga muvofiq yo'nalish hisoblanadi. Birlamchi profilaktika orqali xavf omillarini kamaytirish, ikkilamchi profilaktika orqali erta aniqlash, uchlamchi profilaktika orqali esa qaytalanish va asoratlarning oldini olish mumkin. HPVga qarshi emlash, muntazam ginekologik ko'riklar, ayollarning tibbiy savodxonligini oshirish va sog'lom turmush tarzini targ'ib qilish orqali ginekologik saratonlar yukini sezilarli darajada kamaytirish mumkin.

Xulosa qilib aytganda, ginekologik onkologiya fan va amaliyotning uzviy bog'liqligini talab etadigan soha bo'lib, unda bilim, tajriba va insoniylik birlashadi. Ushbu yo'nalishda erishilgan yutuqlar ayollar hayotini saqlab qolish, sog'lom avlodni ta'minlash va jamiyat salomatligini mustahkamlashga xizmat qiladi. Tizimli profilaktika, erta tashxis va zamonaviy davolash usullarini keng joriy etish orqali ginekologik onkologik kasalliklardan kelib chiqadigan salbiy oqibatlarni kamaytirish va ayollar uchun yanada sog'lom kelajak yaratish mumkin.

GLOSSARY

1. **Ginekologik onkologiya** – ayol jinsiy a'zolarida rivojlanadigan o'sma va saraton kasalliklarini o'rganadigan tibbiyot sohasi.
2. **Onkologik kasallik** – hujayralarning nazoratsiz ko'payishi natijasida yuzaga keladigan xavfli yoki xavfsiz o'sma jarayoni.
3. **Malign o'sma** – atrof to'qimalarga o'sib kirish va metastaz berish xususiyatiga ega bo'lgan xavfli o'sma.
4. **Benign o'sma** – sekin o'sadigan, metastaz bermaydigan va ko'pincha xavfsiz bo'lgan o'sma.
5. **Metastaz** – saraton hujayralarining asosiy o'smadan boshqa a'zolarga tarqalishi.
6. **FIGO tasnifi** – ginekologik saratonlarni bosqichlarga ajratish uchun qo'llaniladigan xalqaro tizim.
7. **Bosqichlash** – o'smaning tarqalish darajasini aniqlash jarayoni.
8. **Etiologiya** – kasallikning kelib chiqish sabablari va omillarini o'rganish.
9. **Xavf omillari** – kasallik rivojlanish ehtimolini oshiruvchi biologik, ijtimoiy yoki tashqi omillar.
10. **Bachadon bo'yni saratoni** – bachadon bo'ynida rivojlanadigan malign o'sma.

11. **Endometriy saratoni** – bachadon tanasining ichki qavati (endometriy)dan rivojlanadigan saraton.
12. **Tuxumdon saratoni** – tuxumdon to‘qimasidan rivojlanadigan xavfli o‘sma.
13. **Vulva saratoni** – tashqi jinsiy a’zolar sohasida rivojlanadigan malign o‘sma.
14. **Qin saratoni** – qin shilliq qavatidan rivojlanadigan kam uchraydigan saraton turi.
15. **HPV (inson papilloma virusi)** – bachadon bo‘yni saratoni rivojlanishida asosiy rol o‘ynovchi virus.
16. **Skrining** – kasallikni klinik belgilarsiz bosqichda aniqlashga qaratilgan tekshiruvlar majmuasi.
17. **PAP-test** – bachadon bo‘yni hujayralarini sitologik tekshirish usuli.
18. **Biopsiya** – to‘qimadan namuna olib, mikroskop ostida tekshirish usuli.
19. **Gistologik tekshiruv** – o‘smaning to‘qima tuzilishini aniqlash usuli.
20. **Immunogistokimyo** – o‘sma hujayralarining biologik xususiyatlarini aniqlovchi laborator usul.
21. **Ultratovush tekshiruvi (UTT)** – ichki a’zolarni tovush to‘lqinlari yordamida ko‘rish usuli.
22. **Magnit-rezonans tomografiya (MRT)** – yuqori aniqlikdagi tasvirlash usuli.

23. **Kompyuter tomografiya (KT)** – rentgen nurlari asosida qatlamli tasvir olish usuli.
24. **Jarrohlik davolash** – o‘smani operativ yo‘l bilan olib tashlash usuli.
25. **Radioterapiya** – o‘sma hujayralarini nurlanish orqali yo‘q qilish usuli.
26. **Kimyoterapiya** – o‘sma hujayralariga qarshi dori vositalari bilan davolash.
27. **Gormonal terapiya** – gormonga sezgir o‘smalarni gormonlar orqali davolash.
28. **Maqsadli terapiya** – o‘sma hujayralarining aniq molekulyar mexanizmlariga ta’sir etuvchi davolash usuli.
29. **Immunoterapiya** – organizm immun tizimini faollashtirish orqali saratonni davolash.
30. **Multidisiplinar yondashuv** – bir nechta mutaxassislar hamkorligida davolash olib borish.
31. **Reabilitatsiya** – davolashdan keyingi sog‘liqni tiklashga qaratilgan tadbirlar majmuasi.
32. **Prognoz** – kasallikning kelajakdagi kechishi va natijasini taxmin qilish.
33. **Birlamchi profilaktika** – kasallikning oldini olishga qaratilgan choralar.
34. **Ikkilamchi profilaktika** – kasallikni erta bosqichda aniqlashga qaratilgan choralar.

35. **Uchlamchi profilaktika** – qaytalanish va asoratlarning oldini olishga qaratilgan choralar.

FOYDALANILGAN ADABIYOTLAR

1. World Health Organization. **Comprehensive cervical cancer control: A guide to essential practice**. – Geneva: WHO, 2020.
2. World Health Organization. **Cancer control: Early detection**. – Geneva: WHO, 2019.
3. Jemal A., Bray F., Center M. M. et al. **Global cancer statistics** // CA: A Cancer Journal for Clinicians. – 2011. – Vol. 61. – P. 69–90.
4. Sung H., Ferlay J., Siegel R. L. et al. **Global cancer statistics 2020** // CA: A Cancer Journal for Clinicians. – 2021. – Vol. 71. – P. 209–249.
5. FIGO Committee on Gynecologic Oncology. **FIGO staging for gynecologic cancers** // International Journal of Gynecology & Obstetrics. – 2018.
6. Berek J. S., Hacker N. F. **Berek and Hacker's Gynecologic Oncology**. – 6th ed. – Philadelphia: Wolters Kluwer, 2015.

7. DiSaia P. J., Creasman W. T. **Clinical Gynecologic Oncology**. – 9th ed. – Elsevier, 2018.
8. Kumar V., Abbas A. K., Aster J. C. **Robbins and Cotran Pathologic Basis of Disease**. – 10th ed. – Elsevier, 2021.
9. Boyle P., Levin B. **World Cancer Report**. – Lyon: IARC Press, 2008.
10. International Agency for Research on Cancer (IARC). **Globocan 2020: Cancer incidence and mortality worldwide**. – Lyon, 2020.
11. Creasman W. T. **New gynecologic cancer staging** // Gynecologic Oncology. – 2012.
12. Pecorelli S. **Revised FIGO staging for carcinoma of the cervix uteri** // International Journal of Gynecology & Obstetrics. – 2009.
13. Denny L. **Cervical cancer: prevention and treatment** // Discovery Medicine. – 2012.
14. Torre L. A., Trabert B., DeSantis C. E. et al. **Ovarian cancer statistics** // CA: A Cancer Journal for Clinicians. – 2018.
15. Siegel R. L., Miller K. D., Jemal A. **Cancer statistics** // CA: A Cancer Journal for Clinicians. – 2022.
16. Kurman R. J., Ellenson L. H., Ronnett B. M. **Blaustein's Pathology of the Female Genital Tract**. – 7th ed. – Springer, 2019.

17. Gershenson D. M., McGuire W. P., Gore M. **Gynecologic Cancer: Controversies in Management**. – Elsevier, 2004.
18. Hoskins W. J., Perez C. A., Young R. C. **Principles and Practice of Gynecologic Oncology**. – Lippincott Williams & Wilkins, 2005.
19. National Comprehensive Cancer Network (NCCN). **Clinical Practice Guidelines in Oncology: Gynecologic Cancers**. – 2023.
20. Sankaranarayanan R., Ferlay J. **Worldwide burden of gynecological cancer** // International Journal of Gynecology & Obstetrics. – 2006.
21. Amant F., Berveiller P., Boere I. et al. **Gynecologic cancers in pregnancy** // The Lancet. – 2012.
22. American Cancer Society. **Cancer Facts & Figures**. – Atlanta, 2022.
23. Usubutun A., Mutter G. L. **Endometrial carcinoma pathology** // Surgical Pathology Clinics. – 2019.
24. Berek J. S. **Gynecologic oncology: clinical practice and surgical atlas**. – McGraw-Hill, 2020.
25. Novak E., Berek J. **Novak's Gynecology**. – 15th ed. – Lippincott Williams & Wilkins, 2012.

26. Cotran R. S., Kumar V., Collins T. **Robbins Pathologic Basis of Disease**. – Saunders, 2005.
27. Carlson J. W., Mutter G. L. **Endometrial cancer** // Modern Pathology. – 2008.
28. Shafi M. I., Earl H. M. **Gynecological oncology**. – Cambridge University Press, 2010.
29. O'zbekiston Respublikasi Sog'liqni saqlash vazirligi. **Akusherlik va ginekologiya bo'yicha milliy klinik protokollar**. – Toshkent, 2022.

MUNDARIJA

9 789369 082537

Printed at Repro India Ltd.